La marche qui soigne

PRÉFACE

par Geneviève Barbier

Pour certains, la marche est une passion, pour d'autres un calvaire. Pour Jacques-Alain Lachant, qui en soigne les troubles, c'est un métier. Son parcours d'ostéopathe l'a conduit à s'intéresser non seulement au patient allongé sur la table de soins, mais aussi aux perceptions qui résultent de ce contact et à la manière dont le corps se met en mouvement.

Lorsque l'enfant se dresse sur ses pieds pour la première fois, personne ne prend la mesure de ce miracle ni du courage qui a permis l'impossible : tenir vertical, en équilibre, un peu ridicule sur le socle étroit de deux petites bottes. La banalité de ce spectacle est pourtant l'événement fondateur d'un seul être, unique et sans pareil. Sa démarche le caractérisera désormais tout autant que sa voix, le regard ou ses empreintes digitales. Tous ceux qui regardent ou encouragent les premiers pas de l'enfant ont vécu cette expérience, mais en ont perdu le souvenir. Qui partage encore avec lui *l'éprouvé* de cet instant singulier ?

Au cours des siècles, toutes les générations d'humains ont accompli ce que l'enfant réalise à son tour : la marche bipède. Dès lors, on pourrait s'imaginer que celle-ci s'est perfectionnée, a gagné en précision, en vitesse ou en beauté. Or, Jacques-Alain Lachant décrit des troubles si fréquents que quelque chose, loin de progresser, semble se dérégler dans les pas de nos sociétés éperdues de vitesse. Lorsqu'il s'agit d'aller plus loin et d'arriver toujours plus tôt, le trajet devient une contrainte à réduire et si possible à oublier. Plus il est court, moins nous y sommes, meilleur il semble.

Mais s'il lui faut encore deux jambes pour aller quelque part, le marcheur, dans sa problématique, est comme l'albatros de Baudelaire :

« Exilé sur le sol au milieu des huées
Ses ailes de géant l'empêchent de marcher,
L'inconfort du corps ou la honte d'être regardé accablant
L'infortuné que les regards achèvent de déstabiliser. »

En abordant la question visuelle et celle de la « sécurité de base », Jacques-Alain Lachant, qui soigne le corps, n'oublie jamais que ce corps est habité et s'est construit depuis les tout premiers échanges de la vie.

Qui peut croire que la grâce d'une démarche tient seulement à la parfaite biomécanique du bassin ou des genoux ?

Jacques-Alain Lachant est à la fois la sentinelle qui repère et l'horloger qui connaît les rouages, attentif aux dérèglements de la marche qu'il observait déjà avec ses yeux d'enfant. Il nous invite aujourd'hui à suivre ses consultations, et nous assistons aux métamorphoses qui s'opèrent dans ce cabinet pas comme les autres. Cette expérience n'est d'ailleurs pas seulement celle d'un ostéopathe, mais aussi celle d'un « praticien de l'haptonomie », d'un sculpteur, de quelqu'un surtout qui sait que pour aider les autres il faut avoir soi-même éprouvé l'insécurité, traversé des terres arides et trouvé des points d'appui.

Cela explique peut-être les résultats obtenus auprès de patients parfois très handicapés, que la médecine moderne ne parvient pas à aider et dont la vision mécaniciste peine à résoudre les situations cliniques qui sont présentées ici. À ce titre, elle peut même aggraver les plus fragiles, dont l'équilibre ne tient qu'à un fil. La démarche (c'est le cas de le dire !) proposée par Jacques-Alain Lachant ajoute à l'ostéopathie, et même à la médecine, une synthèse originale.

Mais que fait-on de plus qui ne soit enseigné aux futurs ostéopathes ? On apprend ici à ne plus travailler sur un corps *immobile*. Le praticien, debout, engage son tonus corporel, fait sentir ses propres appuis, partage une expérience, invite à une rencontre.

La « marche portante » est finalement un prétexte, une occasion donnée au praticien pour mobiliser des ressources insoupçonnées. Et elle surprendra même les randonneurs passionnés qui avaient oublié qu'avant la beauté des paysages, le silence des montagnes ou la satisfaction de l'effort physique, la marche offre avant tout… le plaisir de marcher, la jubilation du corps retrouvé et la joie de se sentir vivant.

Cette expérience est à la fois des plus simples et des plus ambitieuses. C'est tout l'intérêt de ce livre que de nous y conduire.

Dr Geneviève BARBIER [1]

1. Médecin, auteure de *La Société cancérigène* (avec Armand Farrachi), nouv. éd., Paris, Seuil, coll. « Points », 2007.

INTRODUCTION

Ce n'est pas parce que l'on marche qu'on se porte

C'était il y a quinze ans. Un homme d'une trentaine d'années vint me consulter. Il était infirmier, pratiquait régulièrement, avec intensité, la course à pied et se plaignait maintenant de douleurs récurrentes au dos et à la nuque.

En l'observant, je remarquai qu'il se déplaçait d'une curieuse façon : le ventre et le bassin en avant, les bras immobiles collés au corps, les jambes raides, droites et très écartées, qu'il projetait en alternance, latéralement, sans souplesse. Au fond, sa démarche ressemblait à celle, caricaturale, du « marin en état d'ébriété » qui cherche à retrouver son équilibre.

Après quelques séances de soin ostéopathique, j'évoquai avec lui l'éventualité d'une origine dynamique de ses douleurs. Je lui montrai sur moi-même, en l'imitant, comment il marchait ; il se reconnut ; nous essayâmes alors de trouver ensemble un moyen de reprogrammer sa marche. Ce fut complexe et compliqué, car je dus découvrir en premier lieu comment, et par quel biais, son geste s'était mal programmé pour, dans un second temps, l'aider à le reprendre autrement, comme dans l'apprentissage d'une danse.

Je l'invitai à débloquer l'immobilisme de ses bras en les associant à sa marche. Comme il n'y parvenait pas, je lui suggérai de marcher avec les deux bras et les deux mains dans la position de la « garde » du boxeur, poings serrés. De fait, il put alors sentir comment le mouvement de ses bras s'associait, dans une torsion alternée, à celui de son thorax.

Petit à petit, au rythme de chaque pas, je lui demandai de baisser progressivement la garde pour repositionner normalement ses deux bras vers le bas, dans l'axe du corps.

Je lui proposai ensuite de soutenir son ventre par une légère tension musculaire que je lui fis sentir par un simple contact de mes mains sur la partie inférieure de son abdomen. Son mouvement devint immédiatement plus fluide et harmonieux.

Il restait cependant un balancement trop mécanique de ses bras et un mouvement des jambes encore trop raide, trop d'écartement des deux jambes, des chocs talonniers trop sonores. Cherchant l'erreur, alors qu'il talonnait fort, je choisis subitement de l'inviter à modifier l'impulsion de son pas. Je lui demandai de démarrer sa marche, non pas comme il le faisait jusque-là, c'est-à-dire en lançant un pied en avant, le talon de ce même pied assurant la réception trop sonore du pas, mais à partir d'une légère poussée du pied situé en arrière du corps.

Au bout de plusieurs tentatives, je vis se dessiner sous mes yeux, pour la première fois, un geste sublime et d'une totale perfection. La grâce d'une personne dans l'exécution d'un mouvement. Cela me troubla profondément.

Depuis ce jour, la découverte de ce mouvement m'interroge sur la condition humaine, car l'humain poursuit tout au long de sa vie un idéal de soi, mais il ne parvient même pas, avec ses deux pieds, à éprouver la légèreté de sa verticalité ni à marcher dans la présence pour vivre, ici et maintenant.

Avec ce patient, les séances de travail sur la marche se prolongèrent durant plusieurs semaines, car il éprouvait des difficultés à « recruter » la présence de ses mains.

L'exercice de mon métier – je suis ostéopathe – m'oblige à me déplacer et pratiquer debout, douze à quinze heures par jour. Cette posture, commune aux chirurgiens et aux ostéopathes, paraîtra insensée aux yeux du public. Elle est en réalité – mais sous certaines conditions – un atout majeur pour la santé.

La verticalité concerne également les personnes qui subissent, dans leur travail, une position assise pendant de longues heures. Je pense en particulier à tous ceux qui travaillent aujourd'hui avec l'outil informatique. Pour ceux-là, nous le verrons, s'il n'existe pas une forme particulière de verticalité dans la position assise, celle-ci devient très vite pathogène pour l'ensemble de l'appareil musculo-squelettique !

Or, j'ai découvert petit à petit que je peux vivre toute une journée debout si je suis dans un mouvement continu lors de mes consultations et aussi dans une grande légèreté posturale. Si je suis continuellement en appui sur mes deux pieds, en mouvement, le plus souvent dans un état de présence entière, c'est-à-dire avec un tonus musculaire global tel, je ne ressens qu'exceptionnellement la fatigue physique.

Il s'agit d'un état très agréable et particulier de vitalité psychique et corporelle.

Les problèmes de postures, de gestes, d'efforts, de mouvements bons et mauvais que m'adressent mes patients viennent me questionner en retour, corporellement, à titre personnel. Il est également certain que les personnes qui consultent des praticiens de santé spécialistes du « corps » s'attendent à rencontrer des professionnels dotés d'une excellente vitalité et d'un savoir sur le corps s'appliquant en priorité à eux-mêmes. Leur attente n'est pas totalement consciente, pourtant elle est essentielle, car la vitalité du praticien constitue un point d'appui, un peu comme le ferait un bon ressort. Le patient cherche et trouve une vitalité en s'appuyant sur celle du praticien.

Cet aspect de la relation est inhérent à la pratique des métiers du soin et plus spécifique encore au métier d'ostéopathe. Il s'agit pour les patients d'une *expérience* somatique non consciente. Une sorte de méta-communication. J'utilise à dessein le mot « expérience » pour qualifier ce qui fait trace et transmission, lors de nos consultations, hors de tout échange verbal.

Je pratique personnellement la marche portante dans ma vie privée, lors de mes consultations et, au fil du temps, j'ai initié un petit nombre de praticiens de santé à l'exercice de cette pratique personnelle et professionnelle. Plus largement, la marche portante a été pour moi un prétexte clinique pour étudier, approfondir et partager avec d'autres praticiens des recherches thérapeutiques sur la motricité fine, véritable entité clinique et thérapeutique.

Socrate, Platon, Aristote, Épicure, Nietzsche, Kant, Rousseau, Thoreau, Walser, tous étaient de grands marcheurs, et leurs œuvres témoignent de l'importance de la marche comme support structurel, architectural, de la genèse de leur inspiration et de leur inventivité créative. Socrate enseignait en marchant. Nietzsche ne parvenait à penser et à consigner ses aphorismes qu'en marchant. Philip Roth n'écrit, pour sa part, que debout. Victor Hugo faisait de même durant son exil à Guernesey. Tous ont découvert, sans formation médicale, mais par l'expérience, et bien avant moi, le rôle de la marche et de la verticalité sur l'équilibre de la pensée.

Or, tout le monde ne sait pas forcément mettre un pied devant l'autre et porter sa propre verticalité. *Ce n'est pas parce que l'on marche, qu'on se porte.* Les cas que je relate dans ce livre – y compris celui, célèbre, de Giacometti – le montrent. Très souvent, l'origine des problèmes se trouve loin dans le temps, lors de la toute petite enfance (et parfois même avant), dans ces moments où chacun « apprend » par soi-même l'art délicat de se déplacer. Je raconte ici l'histoire de ces premiers pas et de leurs conséquences à tous les âges de la vie.

Un dernier mot : ce livre, où il sera beaucoup question de sensations et, pour certaines personnes, de féminité, décrit une marche qui soigne ceux qui ne se portent pas. Il n'existerait pas sans mes patients, dont certains ont accepté de témoigner. Que tous et toutes trouvent ici l'expression de ma profonde gratitude.

TÉMOIGNAGE

Un manque manifeste de précocité

par Colette Chiland

Je ne crois que ce dont j'ai eu des preuves et ne succombe pas aux discours « psychédéliques » enchanteurs.

C'est donc sur fond de décor d'une pensée rationnelle que je tiens à témoigner de ce qui s'est passé pour moi.

Le croirais-je si on me le racontait ?

Dès l'enfance, je n'avais pas de plaisir à marcher. Pourquoi, je ne sais pas.

Peut-être parce que j'étais petite-fille de cordonnier et que « les cordonniers sont les plus mal chaussés ».

Mon grand-père faisait une bonne affaire et achetait des chaussures moins chères qu'ailleurs ; qu'importait alors qu'elles fussent trop grandes ou trop petites ; je me revois sur la pelouse de Longchamp où, fanatique des courses, il m'avait emmenée, assise par terre cueillant des boutons-d'or, après avoir enlevé mes jolies chaussures en cuir verni noir trop petites qui me faisaient mal aux pieds.

Avec l'âge, rien ne s'est arrangé.

Je « me traînais » et, finalement, je commençai à tomber plus aisément que je ne marchais.

Je craignais de devenir infirme.

Une de mes amies insista pour que j'aille consulter Jacques-Alain Lachant. Un ostéopathe ? Fi ! J'en avais consulté un qui m'était apparu comme un charlatan. Mais l'habit ne fait pas le moine ; dans ce genre de métier, le titre ou le diplôme ne suffisent pas ; il y a, il faut le « génie » de la personne.

En une seule séance, je fus métamorphosée. Mes amis ne reconnurent pas ma démarche et furent interloqués. J'ai réfléchi sur ce qui s'était passé dans cette première séance : une véritable mutation. Jacques me montra comment on devait utiliser ses pieds, ce qu'on avait déjà fait.

Il me fit faire toute une série de petites choses telles que non pas simplement balancer mes bras, mais utiliser mes mains, poings fermés, comme si je tenais des bâtons de ski, et curieusement mon dos se redressa, je me sentis légère et pour la première fois de ma vie j'éprouvai du plaisir à marcher.

Je ne m'en tins pas là et la poursuite des rencontres améliora, compléta mon acquis, changea mon « tonus » et mon ressenti proprioceptif. J'ai éprouvé un élan, un *impetus* à marcher, une sécurité dans la marche.

C'est assez paradoxal de quasiment « apprendre à marcher » à plus de quatre-vingts ans…

Ce que je viens d'écrire n'est pas une rubrique publicitaire pour que vous consultiez Jacques-Alain Lachant.

Ce qui fut une rencontre pour moi ne le sera peut-être pas pour tous. Mais je crois que chacun peut glaner quelque chose dans son livre pour découvrir une manière différente de sentir son propre corps.

Dr Colette CHILAND [1]

1. Psychiatre, psychanalyste, philosophe, professeur honoraire de psychologie clinique à l'Université Paris V-René Descartes, auteure notamment de *Changer de sexe : illusion et réalité*, nouv. éd., Paris, Odile Jacob, 2011.

CHAPITRE PREMIER

De la marche du tout-petit à la marche qui soigne

La marche est un geste automatique, non conscient, qui résulte d'une construction neuro-sensori-motrice débutant dès la vie intra-utérine. Elle prend toute sa dimension relationnelle et spatiale autour du dixième mois après la naissance.

La marche de l'enfant est un événement très attendu par sa famille, car il signe la fin de la toute petite enfance au profit d'une période d'acquisition et de développement de l'autonomie neurologique, motrice, celle aussi du langage.

Bien avant qu'il ne marche, dès les premiers contacts entre le tout-petit et son parent, s'élaborent une importante quantité de messages, d'échanges langagiers au sein desquels la sensori-motricité est prépondérante. Le bébé s'adresse à son parent par de petits gestes très fins qui vont bien au-delà du regard. Ces mouvements constituent une part importante de son langage avant même la construction des échanges parlés.

Le premier dialogue entre l'adulte et son tout-petit s'appuie sur la sensation de sécurité qui provient de la présence affective de l'adulte au contact de la

« motricité fine » de l'enfant. Winnicott a merveilleusement décrit cette présence dans les textes qu'il consacre à la relation parents-bébé. Il souligne la place essentielle du « porté » (*holding*), des premiers soins (*handling*) et de la parole dans le développement psycho-affectif du tout-petit.

Cette présence affective et tendre du parent n'est pas seulement verbale : normalement, elle s'accompagne d'un contact corporel et manuel adapté aux mouvements du bébé. En retour, celui-ci répond avec toute son empathie, et il le fait très délicatement, par des poussées douces et gracieuses.

Ainsi, la présence du parent qui répond aux gestes du nourrisson devient sécurisante pour le bébé et contenante, au sens où elle lui transmet la sensation de ses propres limites corporelles et de son entièreté.

Bien sûr, il n'est pas question pour les parents d'adopter des gestes mécaniques ou une attitude stéréotypée ; tout au contraire, il s'agit pour eux de s'appuyer avec confiance sur l'établissement d'un dialogue fin entre deux corporalités.

Qu'on le prenne ainsi dans les bras et qu'on dialogue avec lui par des réponses simples à ses gestes, sécurise le bébé et lui évite de vivre d'effrayantes angoisses primitives.

Avant quatre mois, la mère est psychiquement dans ce que l'on appelle un état de préoccupation maternelle primaire, dont le bébé retire un sentiment illusoire d'omnipotence : son sein c'est lui, le biberon c'est lui, la couche c'est lui, les réponses de sa mère à ses pleurs c'est lui. Le bébé ne distingue pas le moi du non-moi. Sa mère n'est qu'une extension de lui-même.

À cet âge, les gestes spontanés du nourrisson forment un langage complexe qui lui permet de communiquer ses besoins à son entourage parental. Ainsi de ses pleurs, qui effraient naturellement les parents qui n'en saisissent pas les causes et le contenu.

Dès la naissance, le parent se retrouve donc à devoir apprendre et déchiffrer le langage complexe du bébé, par sa motricité, ses gazouillis, ses pleurs, et ce, à tous les instants.

J'ai évoqué brièvement plus haut l'importance du *handling* et du *holding*. Le premier terme désigne la manière dont l'enfant doit être traité, manipulé, soigné, dans les situations les plus quotidiennes et répétitives. Ces gestes de soins corporels, qui incluent la toilette, l'habillage et le déshabillage, les caresses, le peau à peau, induisent une interrelation psychosomatique qui permet l'installation « physique » de la psyché dans le soma, c'est-à-dire le développement de la plasticité cérébrale et le fonctionnement mental de l'enfant. C'est au cours de ces moments d'échange avec le tout-petit que nous avons l'occasion d'établir un dialogue gestuel structurant et sécurisant affectivement et psychiquement.

Le *holding*, quant à lui, désigne l'art de porter physiquement et psychiquement son bébé. Le porté bien présent l'aide à développer le sentiment d'un « moi » unifié. Les périodes de « porté du bébé » sont des moments favorables pour établir le dialogue avec les pieds et la base de l'enfant, avant qu'il ne s'endorme paisiblement, bercé par le rythme de la marche maternelle ou paternelle, sécurisé par la présence et le rythme d'un mouvement régulier qui le porte dans sa verticalité. Cet accompagnement des mouvements fins de l'enfant dans toutes les positions spatiales l'aide aussi à développer une bonne présence à sa propre motricité.

L'acquisition de cette compétence parentale nécessite un préliminaire : faire vivre et sentir aux parents, pour eux-mêmes, lors des consultations, ce qu'éprouve le bébé dans le porté, les changes et le contact. C'est une expérience passionnante qui assure aux parents d'être dans l'accompagnement de l'éprouvé de leur enfant.

Le tout-petit fait ainsi l'expérience du contact et de la présence de l'adulte qu'il remettra à l'épreuve, à tous les instants, pour s'assurer de la présence indéfectible de l'autre et édifier petit à petit la sensation charnelle, corporelle, de sa sécurité de base.

Quand il trouve cette assurance et qu'il en est repu, il va bien. Se détachant par un dégagement corporel et physique de l'adulte, il témoigne alors qu'il peut vivre déjà son individualité, à son rythme, affectivement, progressivement, en toute sécurité.

Le nourrisson, puis le petit enfant, construisent leur motricité sous la forme d'expériences, seuls et lors des contacts avec l'adulte. La motricité et l'expression verbale langagière s'édifient en parallèle, en totale synchronicité, de la même façon que sa propre présence au monde. Parue en janvier 2010 dans la revue *Cerebral Cortex*, une étude des chercheurs de l'université de San Diego, en Californie, révèle grâce à l'IRM et la MEG (magnétoencéphalographie) que le cerveau des bébés traite l'information comme celui de l'adulte, avec la même structure cérébrale et à la même vitesse. Dès l'âge de un an, avant qu'il ne parle, le cerveau de l'enfant est déjà compétent pour traiter l'information verbale de l'adulte. De plus, l'étude indique que les bébés ne font pas que traiter ces mots comme des sons, mais ils en reconnaissent le sens. L'observation scientifique souligne enfin que le cerveau des bébés est totalement capable de détecter l'absence de corrélation entre le mot et l'objet. Plus récemment, les neurosciences montrent que le bébé possède, dans son cerveau en développement, des neurones particuliers, les neurones miroirs, qui lui assurent une compréhension et une intégration spontanées des actions motrices répétitives de ses semblables, autrement dit : de ses parents.

S'appuyant sur l'importance des exposés cliniques de Winnicott, la recherche médicale comme les découvertes scientifiques les plus récentes soulignent combien une grande cohérence entre le geste et la parole du parent est indispensable et structurante pour le bébé.

Un accompagnement verbal et gestuel bienveillant de la motricité en construction et en développement du petit enfant va bien au-delà du simple éveil moteur, il assure l'enfant dans son sentiment d'entièreté, le sécurise par la confiance charnelle qu'il éprouve et ressent au contact de la qualité de présence du parent.

Ces moments cruciaux et précoces du dialogue corporel et psychique bébé-parent sont essentiels au sein du groupe de travail clinique sur la motricité fine et la marche portante que j'anime régulièrement. Ils viennent nous interroger de manière récurrente sur l'origine primaire et charnelle de certaines formes de dépressions précoces et chroniques de l'adulte.

Repères sur le développement de la motricité de l'enfant

DE LA NAISSANCE JUSQU'AU SIXIÈME MOIS ENVIRON

À sa naissance, le nourrisson possède déjà le réflexe archaïque de la marche. Cependant, ce réflexe de triple flexion alternée ne lui permet pas un appui vertical en charge. Il disparaît d'ailleurs vers le troisième mois après la naissance et le membre inférieur ne pourra pas soutenir correctement et librement le poids du corps de l'enfant avant le douzième mois.

À sa naissance, le nourrisson ne possède pas encore ses courbures vertébrales. L'ensemble de sa colonne a la forme d'une virgule, d'un arc de cercle dont la convexité n'est pas encore portante. C'est au cours des premiers développements moteurs de l'enfant, sous l'action de la pesanteur et de l'activation posturale des muscles, que les courbures rachidiennes vont se dessiner.

Durant ces six premiers mois, le bébé n'est pas autonome dans sa gestuelle et dépend totalement du porté parental. Ses maturations neuromotrice, sensorielle, osseuse et articulaire préparent les phases de transition sensorimotrices propres au septième mois. Les étapes de ce développement moteur et sensoriel sont flexibles d'un enfant à l'autre et sont approximativement les suivantes :

– Durant le premier mois, apparaît l'agrippement alterné des pieds par une des mains.

– Au cours du deuxième mois, l'enfant porte ses doigts à la bouche, recherchant la succion du pouce.

– Vers le troisième mois, en position couchée sur le ventre, il relève sa tête en extension en prenant appui sur ses deux avant-bras. La courbure cervicale se dessine.

– Vers le quatrième mois, l'enfant se repose sur le ventre avec une flexion du bras et de la jambe du même côté.

– Vers le cinquième mois, dans les positions de plat ventre, il prend une flexion en diagonale croisée, dite controlatérale, du bras et de la jambe (par exemple : bras droit/jambe gauche).

– Durant son sixième mois, l'enfant développe la coordination motrice des mains et des pieds, ainsi que le tonus musculaire axial de son corps, inaugurant l'expérience du maintien stabilisé de sa posture assise.

AUTOUR DU SEPTIÈME MOIS

L'enfant atteste de son autonomie motrice débutante par des mouvements de retournement, passant librement de la position couchée sur le dos à la position couchée sur le ventre. Il commence aussi à explorer l'accès à la position assise.

Durant ces sept premiers mois, la mise en charge du squelette par le redressement de la tête et la recherche de la station assise provoquent de nombreuses modifications de la courbure vertébrale initiale et fœtale. La première courbure cervicale vertébrale termine son évolution.

AUTOUR DU HUITIÈME MOIS

Le tout-petit commence à ramper, démarrant ainsi son exploration spatiale par des déplacements sous la forme de reptations. Il commence à stimuler et développer sa verticalité avec la station assise, voire à se déplacer, la couche aidant, en étant assis.

VERS LE NEUVIÈME MOIS

L'enfant cherche à marcher sans parvenir à trouver la verticalité autonome et dynamique sur ses deux jambes. Au mieux, il la trouve s'il est soutenu par la main parentale. Il explore cependant la verticalisation en se soulevant à quatre pattes, les fesses en haut, la tête en bas. La courbure du rachis dorsal apparaît, se dessine.

VERS LE DIXIÈME MOIS

L'enfant marche en général à quatre pattes et peut rester assis. Il se maintient debout et peut se déplacer en s'appuyant sur le mobilier qu'il trouve à sa portée. Il découvre la position accroupie.

VERS LE ONZIÈME MOIS

L'enfant passe aisément de la position accroupie à la position debout. Sans marcher librement, il explore son environnement à petits pas latéraux en s'appuyant sur le mobilier ou avec l'aide d'une main bienveillante.

VERS LE DOUZIÈME MOIS

L'enfant commence à marcher seul, d'une marche dite homolatérale, c'est-à-dire en se balançant alternativement sur la droite puis sur la gauche, ou le contraire. Le mouvement de ses bras stabilise latéralement sa marche.

Les bras ne se projettent pas encore en avant. Sa courbure rachidienne lombaire apparaît. Il ne procédera à une marche alternée proche de celle de l'adulte que grossièrement vers l'âge de ses trois ans, donc dans sa quatrième année.

Durant cette période, l'inclinaison du bassin vers l'avant se développera avec la bipédie. En réalité, *le développement et l'acquisition de la forme adulte de la marche lui prendront environ quatre années*. Ce n'est que vers l'âge de sept ans que l'on peut considérer que l'enfant possède la même forme de marche bipède que l'adulte, même si sa psychomotricité et sa plasticité cérébrale sont en plein développement.

Pour mémoire, la marche alternée d'un adulte correspond à un mouvement croisé et diamétralement opposé des membres supérieurs et inférieurs.

Naturellement, tous les enfants ne suivent pas exactement cette chronologie, même si leur motricité d'adulte se trouve à terme être normale. Certains passent ainsi de la station assise à la marche en « brûlant » certaines étapes sans que cela doive inquiéter les parents. D'autres ne marcheront que vers l'âge de quatorze ou seize mois et il n'est donc pas nécessaire de comparer la motricité de notre enfant avec celle de l'enfant du voisin ! En revanche, la consultation pédiatrique et la consultation ostéopathique sont indispensables pour suivre les progressions de l'enfant bien avant qu'il ne marche.

Comment le tout-petit éprouve la sensation de la marche

Entre le quatrième et le douzième mois, vient le temps, pour l'enfant, de sa recherche d'une motricité libre et autonome. C'est ce qu'on appelle la période transitionnelle. Les maturations motrice et psychique se font en parallèle.

Nous l'avons vu, chaque enfant élabore sa motricité comme il peut, par la mise en place de l'expérience et de la répétition de mouvements archaïques et phylogénétiques, puis par des tentatives de verticalisation qui vont de la reptation à la station assise en passant par les déplacements à quatre pattes. Durant cette période, il poursuit quotidiennement la construction de sa motricité : dans le porté, dans les changes, la toilette, le bain, dans toutes les interactions motrices, répétées par ses proches.

Lorsque le parent possède une bonne présence dans sa verticalité dynamique et porte son bébé par sa base, celui-ci perçoit non seulement la verticalité du parent depuis son ancrage au sol, mais aussi ses déplacements. Il éprouve confusément la sensation de la marche et de la verticalité, et il en fait déjà, sur l'instant, une expérience. C'est aussi durant cette période qu'il réclame de plus en plus souvent de quitter les bras parentaux pour tester sa propre motricité et son autonomie.

Tout se complique vers le douzième mois, quand l'enfant trouve, seul, ses propres moyens pour vivre sa marche, ses premiers pas. Les parents ont peur, les risques de chute et d'accident domestique étant réels et bien présents. Tout se complique donc pour l'enfant à cause du caractère aléatoire de cette expérience importante, difficile et dangereuse pour lui, tout autant que par la récurrence des interdits et de la peur de ses proches. Cette expérience est en réalité un acte purement créatif, individuel, une expérience unique qu'il va tenter de renouveler afin de l'automatiser, de la sécuriser pour la répéter et la développer.

Même si l'on sait aujourd'hui que l'enfant dispose d'un appareil neuronal miroir qui lui permet d'intégrer et d'imiter précocement la motricité de l'adulte, ce qui rend complexe cette expérience d'autoapprentissage est qu'*elle n'est absolument pas guidée par l'adulte*. Les parents ne peuvent ni repérer ni percevoir la complexité des mécanismes neuro-sensitivo-moteurs mis à l'épreuve par le tout-petit entre huit et vingt mois. Pour l'entourage proche, ce qui est donné à voir diffère totalement de ce qui se joue pour l'enfant, les efforts et les moyens qui lui sont nécessaires pour se verticaliser.

Cette verticalité ne va pas de soi pour l'enfant, car, aux niveaux osseux et articulaire, il ne dispose pas encore de membres inférieurs dotés d'un appui vertical stable et fiable. Le membre inférieur du petit est tout entier dans une position de varus (à la Lucky Luke), alors que celui de l'adulte est dans un aplomb presque opposé que l'on décrit comme une position en valgus physiologique, nécessairement plus marquée chez la femme. Ce remodelage des axes osseux du fémur, du tibia et du genou de l'enfant se déroule de la naissance à l'âge de sept ans, jusqu'à l'obtention d'un aplomb presque vertical du membre inférieur.

Donc, entre sa naissance et l'âge approximatif de sept ans, *l'enfant expérimente des verticalités variables* qui l'obligent à disposer d'une grande plasticité neurologique et motrice pour s'y adapter. Sur le plan moteur, l'expérience de la répétition, y compris des chutes, est pour l'enfant un gage d'acquisition de ses compétences motrices. Ce qu'observe l'adulte, de sa hauteur, c'est que l'enfant se redresse et qu'il va marcher. La verticalité de l'enfant rassure l'adulte sur sa normalité phylogénétique. La famille est heureuse, car à son âge, il est dans les normes, voire en avance.

Ainsi, par la verticalité et sa marche, l'enfant entre de plain-pied dans les normes sociales. Cependant, il n'a pas appris à marcher, aucun adulte ne le lui a enseigné. Il faudra attendre qu'il soit capable de faire seul environ sept pas consécutifs pour que le pédiatre le considère définitivement comme un marcheur.

Personne ne nous apprend à marcher

Chacun de nous apprend à marcher – *seul* ! Ainsi, l'enfant s'est appris à marcher. Il s'est appris à marcher avec ses pieds, ses bras, sa tête qui pèse plus lourd que le reste du corps, avec sa couche, avec ses yeux et tous les objets de son environnement. L'enfant apprend aussi par un subtil processus d'imitation.

Comment marche-t-il ? Bien ou mal ? On ne le voit pas dès le début. En crèche ou à la maternelle, on commence à observer des différences gestuelles entre les enfants sans pouvoir les nommer ou les qualifier, mais ces différences les identifient implicitement pour les éducateurs. Dans la cour de récréation ou à la sortie des écoles maternelles, chacun reconnaît néanmoins l'enfant à sa gestuelle, à sa marche, ou plutôt à sa démarche, au balan de ses bras, à sa manière de courir ou, au contraire, d'être trop statique, inhibé dans ses déplacements.

Ce qui n'est pas visible, c'est la manière dont l'enfant vit et construit sa motricité courante et d'où proviennent chez lui les premiers « impuls » moteurs de la marche et, plus tard, de la course. L'invisible aux yeux de tous, c'est ce qu'il fait pour trouver le tonus de sa verticalité.

Lorsque l'enfant élabore le programme de son geste de marche, il ordonne sa gestuelle autour d'une première impulsion motrice (ou impuls). Cette première impulsion fine et subtile, qui va ensuite recruter toute une chaîne complexe de coordinations, de mouvements et de réflexes, peut prendre naissance dans des régions du corps totalement inattendues. *C'est là une singularité de ce geste strictement personnel, individuel et créatif qu'est la marche.* Ainsi, l'enfant peut initier son premier impuls au niveau des yeux ou d'un genou ou du ventre ou du bassin, sentir la vitalité de sa verticalité, ou pas.

L'initialisation de l'acte moteur, le recrutement du tonus et de la vitalité sont individuels et non conscients. Ces processus évoluent avec le temps, mais le plus souvent ils s'inscrivent dans le corps comme une signature sensitivo-motrice qui personnifie ensuite l'état d'être, la démarche et l'élan vital d'un sujet tout au long de sa vie. Il en est de même pour sa qualité gestuelle, c'est-à-dire, par exemple, la façon de se mettre en mouvement, ou bien d'attendre, ou au contraire d'anticiper. Généralement, en évoluant avec les années et les traumatismes somatiques ou psychologiques, la qualité gestuelle devient plus complexe et provoque des atteintes, des parasitages dans les équilibres statique et dynamique. C'est au sein du plus profond et du plus intime de notre corporalité, là où émerge cette instantanéité motrice du geste de marche, que l'on peut observer, le cas échéant, l'existence de désordres moteurs, musculo-squelettiques et psychoaffectifs.

Comment les affects résonnent sur la motricité de l'enfant : le symptôme du mimétisme

C'est durant la période de construction de la motricité, du sentiment et de l'image identitaire de l'enfant que peut apparaître le symptôme du mimétisme.

Tous les enfants aiment se déguiser. Ils profitent des anniversaires de leurs amis pour enfiler des vêtements de princes ou de princesses. Ce faisant, ils imitent un être cher à leur cœur, comme une image idéalisée pour eux-mêmes.

Imiter, c'est copier, faire comme un autre, peu importe qui. Cela n'engage pas le sujet dans le temps ni dans sa corporalité. Le mimétisme, au contraire, implique de se confondre avec l'autre au point de devenir invisible en tant que soi. Dans certaines espèces animales, il permet de se protéger des prédateurs, le processus mimétique se déclenchant lorsqu'il y a danger.

Certains enfants insécurisés choisissent de se mettre dans la peau d'un autre. Pour y parvenir, leur compétence neurologique aidant, ils épousent des attitudes, mimétisent la marche ou d'autres gestes et expressions d'un être aimé, en général un adulte idéalisé. Ils se mettent dans la peau et les pas d'un autre, pas dans les leurs propres ! Ce symptôme peut être sérieux s'il s'installe dans le temps. Il peut conduire l'enfant, puis l'adulte en devenir, à vivre non consciemment dans des fausses attitudes ou des « fausses routes » sensitivo-motrices dont on ne parle que trop peu. Il s'agit, de mon point de vue, de la mise en place précoce d'un mécanisme de « faux-self primaire ».

Il est néanmoins possible d'envisager les conséquences existentielles, pour un humain, qui vivra alors sa vie dans et sur les pas d'un autre ! En tant que parents, nous devons rester attentifs, vigilants, pour éviter à nos enfants leurs tentatives répétées de ressembler à un autre. Pour ce, nous devons les encourager à ne ressembler qu'à eux-mêmes et les soutenir dans cette position, autant de temps que cela sera nécessaire.

L'histoire de la consultation de Tess et Gina permet de saisir sur le vif l'importance des interactions motrices et vitales de l'enfant avec l'affectivité de son entourage.

Tess et Gina sont anglaises et viennent me consulter au début du mois de février. Elles ont dix mois et sont sœurs jumelles. Bien sûr, elles sont accompagnées par leur mère et leur grand-mère qui est une de mes patientes, la consultation se déroule en anglais. Elles viennent consulter toutes les quatre pour Tess, une des jumelles. Avec Gina, elles sont toutes les deux nées prématurées à trente et une semaines. Elles sont nées dans une maternité londonienne par césarienne comme leurs deux aînés, frère et sœur. Le dernier accouchement a été déclenché à cause d'une pré-éclampsie à la suite d'une infection staphylococcique. Leur allaitement a été rendu impossible, car les deux petites filles ont été mises en réanimation néonatale, durant quinze jours pour Tess, huit jours pour Gina. À leur naissance, Gina, la première née, pesait 1,7 kilo, et Tess, venue en second, pesait 1,1 kilo.

La mère et la grand-mère sont assises en face de moi. Chacune tient une des jumelles sur ses genoux. Elles me parlent à tour de rôle, comme en écho, du cas de Tess. Elles pensent que la fillette ne va pas bien. Son éveil à la vie ne se fait pas correctement, c'est une petite fille prostrée qui manque de tonus et sa motricité est réduite.

Tess a des problèmes de selles. Elles sont toujours dures. Et puis, elle pleure souvent, ne sourit pas, cherche en permanence à être prise dans les bras des adultes où elle se blottit, comme pour se protéger. Tess pousse le plus souvent des petits cris inquiétants, contrairement à sa sœur Gina qui, elle, a du coffre. Elle a toujours un air grave et regarde avec fixité les personnes de son entourage. Cette enfant, disent les deux femmes en désignant Tess, ne semble pas avoir une bonne vitalité. Pas comme sa sœur. L'une bouge, l'autre pas. Chaque phrase est ponctuée d'un « comme sa sœur ».

La mère et la grand-mère dressent la (longue) liste comparative, par sa forme et son contenu, des compétences des deux sœurs. Ce qui les inquiète, c'est que Tess ne soit pas comme Gina. Car celle qui va, c'est Gina, et celle qui ne va pas, c'est Tess. Leurs inquiétudes semblent bien ancrées ; un verdict, douloureux affectivement, pèse déjà lourdement sur les petites épaules de Tess.

J'entends sur l'instant que ce type de condamnation peut se porter trop souvent et subjectivement sur les uns ou les autres au sein de certaines familles. Le bien et le mal/le sain et le malade/le bon et le moins bon, sont des qualifications personnelles qui souvent sont distribuées précocement et malheureusement dans de nombreuses fratries. La petite Tess porte déjà une étiquette : « Ratée dès le départ. »

Tout cela est de l'éprouvé, rapide, subtil, qui s'appuie sur le sens donné et porté, sur l'instant, par les paroles des deux femmes. Durant l'exposé des adultes, Tess me fixe de ses yeux bleus, sans sourciller.

Mère et grand-mère m'invitent, à leur façon, à soigner les retards de Tess, afin qu'elle soit ou devienne « comme Gina ». Je lui propose alors de l'examiner sur la grande table, où elle sera côte à côte avec sa maman. J'invite Tess et sa mère à s'allonger et j'examine Tess en la contactant par ses pieds, en m'adressant à elle comme à une adulte. De mémoire, je lui dis à peu près ceci : « Bonjour Tess, je m'appelle Jacques. Si tu es d'accord, je vais t'examiner pour comprendre avec ta maman ce qui ne va pas, et aussi ce qui va bien. J'examine tes jambes, ton bassin, tes petits pieds, ton dos, ton thorax, puis je continue par la tête, ton cou… » et je commente tous mes gestes à Tess.

Cette enfant n'est pas craintive, elle n'a pas peur de se séparer, même un instant, de sa mère. Elle accepte même que je la prenne dans mes bras pour l'examiner.

Tout en m'adressant continuellement à Tess, je la sens très présente, concentrée sur la cohérence du sens de mes gestes avec les paroles prononcées. Tess n'est ni nerveuse, ni apeurée, ni sur la défensive. Je sens qu'elle dispose d'un très bon tonus musculaire et d'une bonne motricité.

Prenant l'enfant dans mes bras, j'en profite pour montrer à sa mère comment elle peut porter sa fille, par sa base, pour lui assurer une bonne verticalité et aussi pour aider Tess à ressentir le sentiment de sa sécurité de base.

La séance dure environ vingt minutes. Portant Tess par sa base, face à sa sœur Gina et aux deux adultes, et m'adressant plus particulièrement à ces deux femmes, je leur dis : « Tess va bien, très bien même, et elle a une excellente vitalité, c'est une petite fille délicate et sensible, probablement très différente de Gina. Je ne lui trouve rien qui nécessite de s'inquiéter, mais même si c'est difficile pour vous, il faut que vous arriviez à ne plus comparer l'incomparable, c'est-à-dire Tess à Gina. Sinon, c'est comme si vous compariez une blonde et une brune ! Tess sent très bien vos inquiétudes et ça l'affecte aussi, au point qu'elle met en scène vos craintes comme si elle les jouait. À sa manière, elle les théâtralise, comme en miroir. Et, toutes ensembles vous êtes rentrées dans ce processus. Tess est comme elle doit être, elle n'est pas comme Gina et sa motricité n'est pas la même que celle de sa sœur. Je vous propose de vous revoir dans un semestre. Bien sûr, vous pouvez me rappeler si Tess a des soucis. Au revoir Tess, mesdames, au revoir Gina. »

J'ai revu la grand-mère de Tess hier. Nous sommes en avril. Elle me dit ceci : « Je ne sais pas ce qui s'est passé, mais le lendemain de notre visite, tout allait bien ; Tess avait retrouvé toute sa vitalité, ses selles sont redevenues normales, elle sourit et bouge normalement.

– En réalité, j'ai fait la consultation de votre petite fille pour les quatre personnes présentes avec la participation complice de Tess. Ce que nous avons réussi tous ensemble, c'est à rompre cette chaîne infernale d'affects négatifs et douloureux qui s'adressaient à la motricité de Tess, et l'atteignaient dans sa psychomotricité. Tess n'est plus vécue comme inquiétante ni considérée avec tristesse et impuissance. La vitalité retrouvée par la mère de Tess soutient celle de votre petite-fille, qui à son tour soutient la vitalité de son entourage. »

Je n'ai rien dit des soins dont avait profité Amy, la grand-mère de Tess, soins qui l'avaient soulagée. En clair, le « prétransfert » avait été très actif dans la préséance de la consultation de Tess. Cette consultation présente une situation clinique exceptionnelle qui ne témoigne pas en elle-même de consultations plus ordinaires et moins spectaculaires. Cependant, force est de constater que la psychomotricité de cette enfant était bien soumise aux influences affectives négatives puis positives de son environnement le plus proche.

La marche de l'adulte : une exploration archéologique

Pour comprendre l'organisation globale d'un désordre de la marche, il est indispensable de percevoir le siège du premier impuls. L'importance de ce diagnostic dynamique réside dans la compréhension de la pathogénie biomécanique des gestes simples. Ce peut être le cas pour un artisan ou un ouvrier qualifié ; lorsque son geste professionnel est mal dirigé ou mal conduit, soit il se blesse, soit il exécute mal son ouvrage, soit les deux à la fois. La règle est la même pour la marche.

De la sorte, il est indispensable d'apprendre à repérer chez chaque patient un désordre global ou spécifique de marche, s'il existe, puis d'en trouver la ou les origines, c'est-à-dire comment se construisent l'initialisation subtile et la construction pathogène du geste. La marche de l'être humain adulte le personnifie. Chacun de nous reconnaît un proche à sa marche. On peut également reconnaître le sexe de l'adulte à sa démarche, un homme et une femme n'ont pas la même motricité de marche.

Notre marche, bipède et verticale, date de cinq millions d'années. Nous partageons cette évolution avec le pingouin, seule espèce, avec l'homme, qui marche sur ses deux membres postérieurs devenus inférieurs, avec le buste redressé.

La marche de l'homme subit tout au long de sa vie des remaniements qui sont, pour l'essentiel, associés, d'une part, à des circonstances accidentelles ordinaires de la vie comme les chutes, les entorses, fractures, maladies de l'appareil locomoteur ; et d'autre part, aux conditions de vie et à notre culture c'est-à-dire aux postures de travail, à l'influence des stress, de la vie de relation, à nos inhibitions corporelles, à la qualité de l'entretien de notre exercice physique, aux pratiques modernes et sociétales des déplacements urbains ou ruraux, etc.

Notre marche subit donc des remodelages successifs et continuels qui débutent avec la recherche de notre verticalité et de notre autonomie. Au quotidien, nous avons peu de sensation consciente des remaniements subtils de notre marche et de nos déplacements sauf lorsqu'ils nous font brutalement défaut ! C'est précisément la complexité de ces remaniements qui fait la richesse des consultations.

Cette richesse tient aussi à la complexité de la lecture et de l'observation de l'histoire de ces remaniements du corps et de la motricité. Au fond, étudier la marche d'un adulte revient à procéder à une sorte de recherche archéologique dont les fouilles porteraient à la fois sur l'histoire individuelle, familiale, culturelle et sociale de la motricité d'un sujet, et ses inscriptions dans le corps.

La marche humaine se modélise en permanence sur notre vie, et à ce titre, elle subit aussi l'influence de nos compétences et aptitudes sensorielles. Les atteintes sensorielles de l'audition, de la vision, de la proprioception affectent directement notre motricité et principalement l'équilibre et la marche.

La violence de ces affections sensorielles sur la motricité est majeure lorsqu'elles se déclarent tardivement. Néanmoins, le développement de la présence et de la conscience proprioceptive recrute, grâce au corps, de nouvelles compétences qui vont très nettement suppléer et compenser les défaillances sensorielles des plus fragiles. Je pense en particulier aux patients souffrant des effets de la perte d'une vision binoculaire. Pour ces personnes, le développement de leur proprioception et le travail associé sur la marche portante leur ajoutent « des yeux » au niveau des pieds. Les personnes malentendantes ont une perception de l'espace très réduite. Les bruits ordinaires de leur environnement ne leur parviennent pas, ne démarquent pas l'espace et, de fait, le contrôle de leur équilibre spatial est très souvent précaire. Leur permettre de sécuriser leur équilibre par une proprioception mieux consciente qui nourrit la sensation corporelle de l'espace est fondamental. Au fil du temps, de l'enfance à l'âge d'adulte senior, notre motricité de marche évolue, se transforme. Elle s'adapte à nos capacités corporelles et répond à nos besoins sociaux, corporels, affectifs et psychiques.

Chez l'adulte, le programme de travail sur la marche portante et les compétences proprioceptives vise à protéger, à entretenir, une motricité autonome et sécurisante ; ce programme soutient la vitalité physique et psychique aussi longtemps qu'il est possible de le réclamer à notre organisme.

Les consultations sur la marche

Profitant de leur consultation sur la marche, on peut initier certains parents et grands-parents à repérer préventivement les désordres de base de la marche chez leur enfant, afin qu'ils puissent de leur côté et par eux-mêmes accompagner quotidiennement cette « éducation motrice ».

Le temps d'analyse diagnostique de la marche doit s'accomplir avec bienveillance et encouragements, car il va s'agir ensuite de proposer l'« éducation » et la mise en place d'une nouvelle programmation de cette motricité particulière dans la vie courante ; cette étape réclame la conviction et l'adhésion du patient.

Bien sûr, certains professionnels pourraient croire encore et affirmer qu'on ne rééduque pas la marche au point de la transformer dans ses fondamentaux. Ils ont raison du point de vue de leurs connaissances. Cependant, après de nombreuses années de pratique et la mise en place de protocoles spécifiques, mon expérience m'a convaincu que cette reprogrammation donne d'excellents résultats, et ce, quel que soit l'âge du sujet. En revanche, cette thérapeutique particulière nécessite l'acquisition d'une compétence clinique, un apprentissage du fond et de la forme. Cela ne peut s'improviser seul.

Pour illustrer la pratique de cet accompagnement avec les adultes, j'ai choisi de présenter ci-après le témoignage de Mary, que j'ai invitée à décrire elle-même le parcours de sa propre expérience avec la marche portante sans que j'intervienne dans sa narration. Je l'en remercie.

« Portez-vous bien ! »

Je suis âgée aujourd'hui de soixante-quatre ans et je souffre de douleurs au dos depuis l'âge de dix-huit ans. Après avoir été opérée plusieurs fois sans grand succès, notamment une greffe osseuse, je consulte très assidûment, à la clinique de la douleur, un médecin qui trouve un dosage subtil de certains médicaments et d'exercices me permettant, le plus souvent, de mieux supporter la douleur.

De temps en temps, à la suite de divers traumatismes, ou sans raison apparente, ce traitement ne suffit plus. J'ai essayé de nombreuses et différentes pratiques : l'acupuncture, le shiatsu, l'homéopathie, la kinésithérapie, l'ostéopathie. J'en oublie certainement !

Un jour, une amie proche me recommande un ostéopathe expert des troubles de la marche… Il est vrai que si je marche beaucoup ou si je fais trop d'exercice, je suis à ramasser à la petite cuillère.

Nous nous rencontrons et ce praticien, en m'examinant, me dit que, *a priori*, selon lui, la désorganisation de ma marche peut expliquer en grande partie la permanence de mes douleurs statiques et à l'effort. Enfin quelqu'un qui ne me dit pas que tout est ma faute, ou que tout est dans ma tête et qu'il suffit de se muscler !

Oui, mais de mon côté, je pense qu'apprendre à marcher, c'est long et difficile. Après tout, les bébés mettent un an, et moi, avec mes habitudes qui datent d'il y a cinquante ans au moins, j'ai du mal à y croire. D'autant plus que je ne suis ni habile ni douée et que nous devons repartir de zéro maintes fois pour que mon corps intègre ce que nous lui demandons de faire. Je me sens gauche. Heureusement ce praticien est d'une patience totale. Il m'écoute déverser pas mal de mes traumatismes, physiques et d'autres, avec beaucoup de retenue et de sagesse.

Je dis « nous », car il m'accompagne pas à pas, physiquement, en me prenant littéralement par la main, et aussi moralement, arrivant à me faire rire malgré la douleur et à prendre les choses « plus à la légère », mon corps en premier, même si les choses sont tragiques !

Je crois comprendre enfin qu'il s'agit d'un tout (holistique ?) mais que ça passe forcément par les pieds. Quand je parviens enfin à mieux marcher : je me sens plus légère (malgré mon surpoids), j'ai envie de chanter, de danser, de vivre, plutôt que de me traîner de A à B. Malheureusement, je n'y arrive pas encore très bien et quelquefois la douleur gagne sa bataille contre la légèreté. Mais je vais y arriver, car j'ai compris que c'est *vital* pour moi de faire ce travail de rééquilibrage et de redirection de l'énergie.

Quand je pars, une grosse poignée de main, et : « Portez-vous bien ! » Je le trouvais poli et sympathique, alors qu'il est rusé et intelligent, même si ces éléments ne sont pas incompatibles entre eux.

Étant linguiste et regardant les mots comme vecteurs de maux et *vice versa*, après plusieurs années, j'ai compris ! Je ne suis décidément pas une rapide.

Des années à courber l'échine et à fermer les yeux ; plongée dans mon rôle de victime aux mains du bourreau qu'est mon corps, et de tous les autres bourreaux que je collectionne comme exprès.

« Portez-vous bien » amène :

Porter.

Porte.

Comporter (ça c'est quand je me porte comme une conne).

Apporter.

Quand je plie l'échine, je souffre, j'en ai plein le dos, marche ou crève.

Quand je me redresse, je me porte mieux.

Subir=/= porter.

Chargée, lourde =/= agent, avancer, acteur, porter, apporter.

Je note au passage qu'en anglais, « porter », *to carry*, ne rentre pas du tout dans ce dessin. Tout de même, « continuer » se dit *carry on*. À méditer.

Fardeau : sur mes épaules je porte, je supporte un fardeau qui me pèse, m'alourdit, m'étouffe, m'empêche de penser, de marcher, de gérer, d'avancer.

Personne ne va m'enlever mon fardeau (c'est la faute de ma mère, et de la mère de ma mère, etc. !) mais je peux « bien me porter » et donc bien « porter » cette charge.

Pour bien la porter, je vais faire dix ans de psychanalyse, qui ne serviront qu'à me ruiner, parce que je ne me *porte* pas bien. Ah, le vilain cercle vicieux !

Comment puis-je apporter quoi que ce soit, si je ne sais pas me porter... ? Portez-vous bien, dit-il donc.

Ben oui, si j'arrive à marcher – avancer, aller de l'avant, vivre quoi, être acteur se mouvant, et non pas se mourant ou spectateur assis – je vais pouvoir porter mon fardeau de façon dynamique et ne pas me liquéfier sous son poids.

Après le récent tremblement de terre en 2011, à Christchurch en Nouvelle-Zélande, le problème était pour la population un problème de liquéfaction... une sale boue qui empêchait d'avoir le pied ferme, de reconstruire et d'aller de l'avant, condamnant ainsi toute une partie de la ville à mourir, abandonnée. J'ai la même sensation dans mon quotidien.

Donc, pour avancer, il me faut changer le centre de gravité de mon corps : jusqu'à maintenant, tout dans la tête et sur les épaules et rien dans le ventre (que la peur) et rien dans les jambes.

Maintenant j'ai des jambes, des pieds, un centre de gravité qui me libère les épaules et la tête, et je marche avec une sensation de voler, de danser, bref, d'optimisme, qui me permet de jeter aux orties l'ancienne victime « portant sa croix ».

Zut, y a qu'à regarder la tête d'Atlas ! Est-ce qu'il marche, lui ? Non, il est coincé à jamais, l'andouille. S'il avançait, il pourrait aller jusqu'au bout du monde, comme moi !

Il m'a proposé d'écrire ce que m'apporte notre travail. Réponse : « Je me porte mieux, merci. » La porte est ouverte, je ne suis plus obligée de rester immobile, croulant sous mon fardeau, je peux sortir et aller faire des tas de choses qui me font plaisir et m'apportent du bonheur.

Je répète : il n'est pas psy, youpi !, mon fardeau n'a pas changé et ne changera pas, mais je le porte de telle façon que je peux AVANCER.

Nous ne sentons pas que nous marchons mal

La marche ordinaire, qui n'est pas portante, s'observe cependant chez le plus grand nombre de patients. Elle devient potentiellement pathogène pour le squelette lorsque l'initialisation du premier impuls ne part pas du bon endroit du corps, c'est-à-dire du bon pied, et ce, dans des conditions très précises sur lesquelles je reviendrai plus loin. Une marche non portante n'est pas éprouvée comme telle. On la subit. Le système nerveux du corps humain ne bénéficie pas spontanément d'une bonne qualité de sensibilité proprioceptive pour nous informer et nous rendre conscient des déséquilibres posturaux grossiers ou subtils. Dans le même sens, les voies sensitives du système nerveux humain responsables des informations douloureuses nous informent très inégalement, d'un sujet à l'autre.

Ces arguments neurologiques constituent la principale raison qui justifie la présence d'un praticien de santé, dûment formé à l'analyse clinique de la marche et sensible au rôle de la proprioception, pour procéder à l'accompagnement de la marche portante. Le praticien doit en avoir fait l'expérience pour lui-même. Il faut être guidé, accompagné dans ce contexte médical très professionnel, pour revisiter puis reconstruire une motricité fluide et assurée.

Le praticien, avec de l'entraînement, peut visualiser les anomalies dans les déplacements de bon nombre de personnes. Par exemple, lorsque le bassin est en arrière du tronc et de l'abdomen, qu'un bras ne se balance plus, restant « collé » au corps, qu'une talonnade reste exagérément sonore, lorsque le tronc et les deux bras restent immobiles dans les déplacements.

En écrivant ces lignes je me dis que toutes ces observations pourraient être faites par un chorégraphe expérimenté. Il est cependant très impressionnant de s'imaginer que l'on peut passer des années en appui principal, donc en surcharge, sur un seul côté du corps sans le savoir, parce qu'on ne le sent pas.

Précisons donc ce qui caractérise une marche non portante. Elle se traduit, pour qui sait regarder, par une marche au cours de laquelle le mouvement global est rendu disharmonieux par les mécanismes moteurs primaires suivants :

– lorsque le premier impuls démarre d'un genou ;

– ou encore du bassin ou d'une hanche ;

– lorsqu'il s'initie au niveau de la région abdominale ;

– si ce premier impuls démarre du thorax ou d'une épaule ;

– ou encore de la zone cervico-céphalique et des yeux ;

– lorsque le premier impuls démarre par une talonnade du pied lancé en avant ;

– lorsque le bassin n'est pas tenu ni porté, par le tonus de base ;

– quand il existe un mouvement de balan latéral du rachis ;

– lorsque le tonus de base abdominal n'est pas sollicité ou absent ;

– lorsque les mains sont absentes du geste de marche.

Une marche non portante se caractérise, même chez une personne légère en poids, par la sensation d'être chargé et lourd, et cette sensation est transmise par le tonus musculaire global du corps. Elle s'oppose à la sensation de légèreté provenant d'une marche qui est portante.

Mais alors qu'est-ce qui assure d'une sensation portante de la marche ? Traditionnellement, la légèreté n'est perçue que lorsque la sensation de charge n'est plus… !

Les affections musculo-squelettiques sont en première ligne des conséquences de ces désordres primaires et les anomalies de la marche deviennent rapidement la source principale de microtraumatismes articulaires, répétés à l'infini.

Des exemples célèbres pourraient illustrer ces dysfonctionnements, le plus connu étant la marche de Charlie Chaplin dans son interprétation de *Charlot*. Il existe aussi des personnages plus ordinaires et moins célèbres, que nous pouvons tous encore croiser aujourd'hui dans la rue et dont la motricité peut nous étonner.

Je veux parler de la marche à petits pas, inclinée vers le bas, des vieilles bigotes communément appelées « les grenouilles de bénitier » ; ces personnages féminins d'une autre époque et en voie de disparition, généralement provinciales et veuves, témoignent d'une dévotion outrée, en passant la plus grande partie de leur temps à l'église, ou dans les parages de l'église, le plus souvent au moment où les pratiquants viennent prier et se recueillir.

La posture et la motricité spécifique de ces femmes illustrent les effets structurels des contraintes psychiques sur leur corps et leur corporalité. Le poids spirituel, culturel de la culpabilité, la soumission à l'église, leur dévotion s'exercent avec une telle force sur leur psychisme que leur psyché les conduit à se plier au sens figuré comme au sens propre, c'est-à-dire corporellement. Elles se déplacent toutes à petits pas, le dos voûté, les mains jointes, la tête basse toujours inclinée sur le côté. Cet exemple montre combien notre attitude motrice, posturale, peut être une modélisation parfaite de notre contenu psychique !

Plus généralement, la première anomalie de la marche visible chez l'adulte s'exprime par un mouvement global de marche qui, ne partant pas du bon pied, se retrouve à ne pas porter l'ensemble du corps du sujet. Le mouvement global du corps se retrouve alors enfermé, limité, par des contre-mouvements compensatoires. Ces derniers expliquent assez clairement la survenue des pathologies fonctionnelles chroniques d'ordre gestuel comme certaines lombalgies, gonalgies ou périarthrites scapulo-humérales, sans parler de nombreuses pathologies du membre inférieur et du pied. La désorganisation de l'harmonie de nos gestes, de notre marche, de notre posture, est ainsi capable de créer, jour après jour, le remodelage pathologique de notre anatomie ostéo-articulaire.

Un autre état de soi

Une marche portante est une marche au cours de laquelle la personne se sent « portée » depuis ses pieds jusqu'au sommet du crâne dans un mouvement fluide, dansé, comme un swing. C'est donc un mouvement perçu comme agréable. Dans ce mouvement précis, initié au bon endroit, la présence de la personne change considérablement au point que :

– son regard se lève et se porte au loin, devant ;

– la perception de l'espace environnant se manifeste clairement ;

– les déplacements sont perçus comme dans une très grande légèreté ;

– la cogitation négative, l'excès de mentalisation semblent impossibles et la pensée devient harmonieuse ;

– la personne perçoit un mouvement global de son corps, entièrement, à tous les étages, avec harmonie.

Je peux compléter cette description en soulignant que c'est comme un « autre état de soi » dans la marche et dans la vie.

Ce qui est intéressant dans cette situation de présence portée, c'est que la sensation ne se réfère à aucune image, à aucun stéréotype. Elle est comme un vécu personnel, une expérience, celle d'une sensation de légèreté d'être et de soi. Telle une bonne expérience motrice et sensorielle, elle donne envie d'y revenir, de la retrouver.

Cette expérience vécue de la marche portante fait naître en soi la sensation d'une bonne vitalité, d'un tonus global du corps, une sensation d'entièreté. Personnellement, elle me ramène chaque fois aux sensations de mes premières expériences du ski, de l'équitation, du windsurf. J'en garde les sensations des années plus tard, comme si je les avais incorporées. L'apprentissage du vélo nous renvoie les mêmes sensations corporelles, car nous avons tous, en mémoire dans notre corps, l'expérience de l'équilibre gagné sur les deux roues par la maîtrise des mouvements du guidon, celle du contrôle de cet équilibre obtenu grâce au pédalage ou au freinage, plus ou moins rapides. On peut aisément faire la même expérience avec la marche portante, pour peu qu'on l'ait vécue, en étant accompagné tout au long d'un parcours d'apprentissage fondamentalement intéressant.

La mémoire motrice d'un nouveau programme de marche procède par l'expérience corporelle, sa répétition, jusqu'à l'obtention de son intégration proprioceptive. Dans ma pratique de santé, je reste debout de longues heures tous les jours. Sans l'acquisition et la mise en application de cette légèreté dynamique et statique, je crois que je serais quotidiennement accablé par la fatigue, ce qui est rarement le cas.

L'expérience de ce travail avec de nombreux patients m'a fait découvrir que cette vitalité motrice stimule et soutient la vitalité psychique. Cet aspect de la transmission d'une vitalité qui va du corps au psychisme me donne, comme on le dit souvent, « du grain à moudre » dans ma pratique de santé, et m'ouvre à des recherches aussi passionnantes que subtiles dans le champ de la psychosomatique, que je partage avec d'autres professionnels de santé.

La Gradiva immortalise le mouvement de la marche portante

Un dimanche de juillet, au jardin du Luxembourg à Paris, je contemplais la marche et la verticalité de mes compatriotes, de tous âges et des deux sexes ; la sensation du geste de chacun me parvenait corporellement et naturellement à ce moment, la légèreté rafraîchissante des vêtements, comme l'évidence d'une perception nouvelle. Je me dis : « Ce qui m'émeut probablement le plus chez l'être humain, c'est la grâce, lorsqu'elle est présente, qu'il la convoque et que je la vois. Elle est portée par le mouvement et l'architecture humaine. Cette grâce, c'est l'état de présence au monde, de cette personne, à cet instant. »

Subtilement, l'image de la Gradiva vint faire écho à cette perception.

La Gradiva est un bas-relief romain en marbre du IIe siècle après J.-C. Rendu célèbre par l'écrivain Wilhelm Jensen, puis par Sigmund Freud, il symbolise le mouvement de « la marche portante ».

Cette sculpture illustre à la fois la matrice et le piédestal de ce travail et il m'a fallu très précisément interroger mon inconscient pour comprendre la nature des liens entre cette œuvre et ma propre histoire. J'ai mis cinquante ans pour prendre corps, pour habiter pleinement ma corporalité, pour découvrir et sentir une force dans ma propre verticalité, pour en éprouver la sensation d'unité corporelle et psychique. Pour cela, j'ai dû emprunter de nombreux chemins : soigner des humains, avoir des enfants, faire une longue psychanalyse, me former à l'haptonomie,

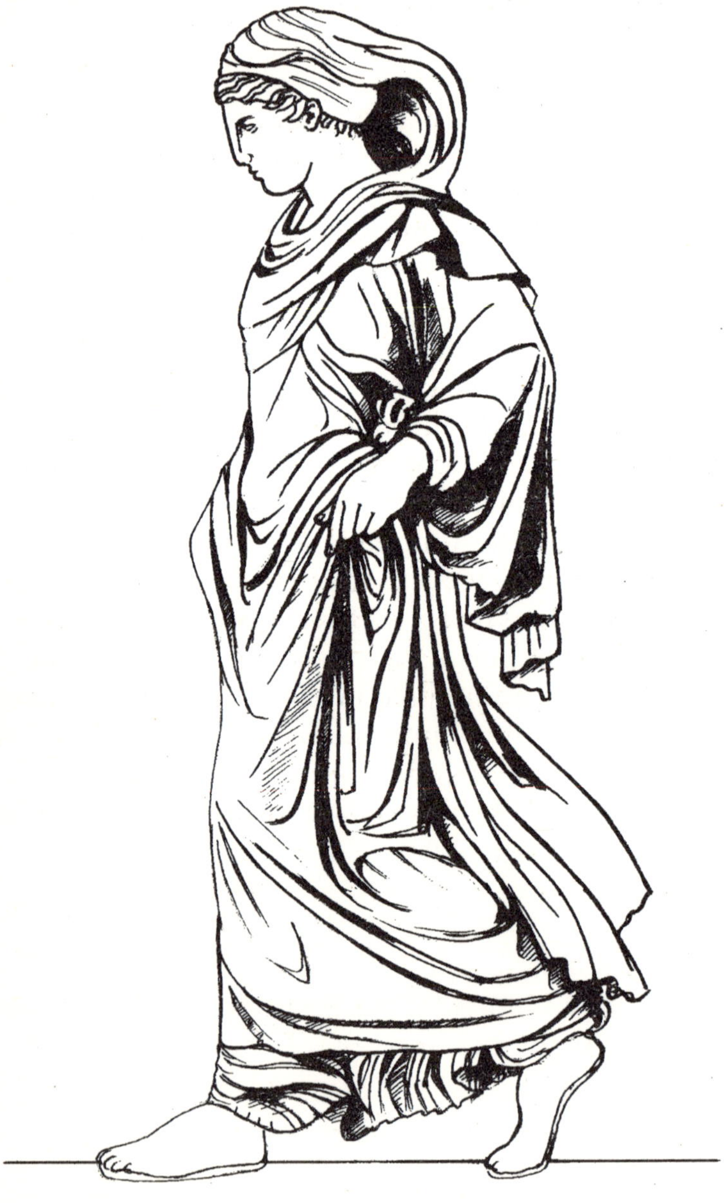

enseigner et transmettre, devenir sculpteur, vivre avec une belle énergie vitale et la conserver, me confronter au travail de l'écriture.

Tout cela à la fois.

Le bas-relief de la Gradiva symbolise ce voyage personnel, intime et archaïque. L'œuvre sculptée prend mouvement et corps, s'insère charnellement, devient du vivant, de l'humain, dans le livre de Jensen puis dans l'œuvre de Freud ; elle poursuit son chemin chronologiquement pour se poser enfin dans ce livre. Chacune de ces trois saisies de l'œuvre traite à sa façon de l'archaïque, c'est-à-dire des premiers points d'appuis vitaux de l'humain. Ces explorations de l'archaïque parlent de la naissance et du maintien du désir dans la chair, support de l'énergie et de la force vitales chez tous les humains.

L'impulsion de vie et du désir existe, elle permet de vivre harmonieusement dans la légèreté de soi, si elle trouve et prend sans relâche ses appuis sur un état de soi. Cet état est celui qui consiste à se porter en ayant la sensation d'une bonne verticalité de soi, du « Je ». Ce voyage archéologique dans le corps et la motricité du sujet est le fil d'Ariane de ma propre histoire ; il est aussi celui de ce livre.

CHAPITRE 2

La science de la marche portante

En médecine, le patient est trop souvent examiné à l'arrêt ou allongé. Les consultations diagnostiques ostéopathiques, rhumatologiques, orthopédiques, rééducatives se font le plus souvent hors de toute représentation de la motricité réelle et individuelle du sujet. De la sorte, le regard et la réflexion posés sur ses problèmes fonctionnels restent à distance de toute considération dynamique et gestuelle.

Ainsi, lorsque le patient sort de la consultation et qu'il reprend ses habitudes posturales et dynamiques, il n'est pas à l'abri de reproduire certains désordres moteurs non conscients qui échappent à l'observation du praticien. Or, la plupart de nos gestes courants peuvent devenir la source de pathologies ; l'origine devient alors ergonomique ou dynamique.

En médecine moderne, on devrait s'interroger sur ce que fait le patient dès lors qu'il reprend, dans sa vie quotidienne, sa motricité « en main », et ce, dans les situations de vie les plus ordinaires. Que se passe-t-il pour lui et que fait-il de ses gestes dès qu'il est seul et au quotidien ou dans son travail ?

Je rappelle que dans les consultations médicales ou paramédicales, le patient est examiné debout et allongé ; au mieux il ébauche quelques pas qui ne permettent pas – ou peu – l'analyse de sa marche courante.

Il est possible de changer nos habitudes de praticiens en invitant nos patients à réaliser devant nous leurs gestes les plus simples, marcher, ou se baisser, ou encore s'asseoir. Cela nous permettrait de constater l'éloquence de leurs erreurs gestuelles. Mais cela nécessite de s'intéresser à la motricité humaine, ce qui est loin d'être le cas en médecine courante !

Les podologues, pour les mieux formés en posturologie et initiés à la proprioceptivité, font l'analyse de la gestion de l'équilibre postural qui se matérialise à l'aide de mesures transmises par des capteurs électroniques reliés à un ordinateur et dont le logiciel analyse les variations subtiles du contrôle de l'équilibre postural depuis les appuis plantaires. Ces mesures nous donnent toutefois peu d'éléments sur les désordres biodynamiques de la marche et aucune information sur le siège de l'initialisation de la marche du sujet. Invitons donc les patients à bouger, c'est très formateur !

Les secteurs de soins pour lesquels cette nouvelle approche, véritable reprogrammation de la marche, constitue un progrès en termes de résultats thérapeutiques sont nombreux. En voici les principaux.

Un moyen de prévenir les chutes et les pertes d'équilibre chez les personnes âgées

La marche des personnes âgées menacées par la perte de leur autonomie présente les caractéristiques suivantes :

– une marche lente, hésitante et à petits pas ;
– une tendance à marcher avec la tête baissée ;
– un raccourcissement de la longueur des pas ;
– un ralentissement de la vitesse de la marche en extérieur ;
– une fréquente invariabilité de la vitesse de marche ;
– une durée plus importante de l'appui sur les deux pieds ;
– une difficulté du relèvement minimal des pieds ;
– un écartement plus important des deux pieds à l'arrêt et à la marche ;
– une absence de balancement des bras, les bras sont collés au corps ;
– une absence de propulsion des pieds, les pieds se posant à plat ;
– une raideur et une instabilité du mouvement de marche ;
– une trajectoire de marche très aléatoire ;
– une très franche instabilité du démarrage et de l'amorce du premier pas ;
– une prise des virages et détours très instable et mal coordonnée ;
– la force musculaire est diminuée et la raideur articulaire freine l'amplitude gestuelle ;
– le temps utile de marche se réduit au profit de la station assise.

Tous ces symptômes mettent en évidence une diminution des capacités anatomiques et des compétences fonctionnelles de la marche du senior, aggravées par une diminution de la sensibilité proprioceptive et sensorielle de la motricité, une baisse de l'activité cognitive et de l'envie du mouvement.

L'inertie du corps crée très rapidement *une perte de l'expérience motrice* et les risques de chutes au lever, à l'amorce de la marche, lors de la prise des virages sont réels.

Quelques chiffres permettent de réaliser que les chutes constituent, en particulier dans notre pays, un important problème de santé publique. En 2011, la France et l'Irlande détiennent le taux de natalité le plus élevé des pays européens. La France est aussi, selon l'Insee, le pays où l'espérance de vie est la plus élevée d'Europe : 84,8 ans pour les femmes, 78,2 ans pour les hommes. Dans notre pays, nous le voyons, le nombre de seniors augmente et, de ce fait, proportionnellement, le taux de mortalité par chute s'accroît. En 2008, l'OMS et l'Inserm recensent 9 412 décès en France causés par des chutes, toutes causes et tranches d'âge confondues.

Plus largement et selon les statistiques, dans le monde entier, les chutes représentent la première cause des accidents traumatiques accidentels de la vie quotidienne, avec décès. Elles touchent une personne sur trois de plus de soixante-cinq ans. C'est à partir de soixante-quinze ans que les chutes deviennent les plus mortelles.

Les chutes à domicile sont la première cause des traumatismes accidentels dans 78 % des cas. Dans 41 % des cas, les chutes entraînent dans leur grande majorité des fractures des membres inférieurs qui peuvent être mortelles, comme ce peut être le cas pour la fracture du col du fémur. (Source : *Bulletin épidémiologique hebdomadaire*.)

Ces données chiffrées permettent de mieux appréhender l'urgence de la prévention des chutes chez les seniors dans notre société dite moderne.

Comme chez l'adulte, la reprogrammation sensitivo-motrice de la marche, par la marche portante, permet d'analyser et de corriger certains mécanismes déclencheurs des chutes à répétition, lorsque celles-ci ne sont pas liées à une pathologie neurologique centrale évolutive comme c'est le cas pour les formes graves de la maladie de Parkinson et la maladie d'Alzheimer.

En dehors de cas extrêmes, les chutes sont généralement liées à des perturbations fonctionnelles, proprioceptives et sensorielles qu'il faut absolument savoir diagnostiquer préventivement.

Cette thérapeutique de la marche par la marche portante est très efficace et sécurisante pour les patients « chuteurs », pour peu qu'elle lui associe un programme de travail visant à développer la conscience proprioceptive du patient, et ce, dans toutes les situations de vie.

Une seule méthode de prévention des chutes qui serait efficace n'existe pas. Plus spécifiquement, l'analyse situationnelle et circonstancielle évaluant les risques et les répétitions de chute, à domicile comme en extérieur, est toujours indispensable pour établir une bonne stratégie de prévention, à la fois pratique, concrète et individuelle.

En ce sens, la prévention des chutes requiert l'utilisation d'une somme importante de protocoles de soins et de programmes de stimulation neuro-sensorimotrice, qu'il faut connaître et maîtriser.

Ainsi, pour garantir un bon résultat au patient, il est toujours indispensable que les explorations diagnostiques soient faites, en préalable, par une équipe de praticiens confirmés. Je veux dire par là qu'il faut toujours inclure et associer, pour chaque patient, le diagnostic du neurologue, du gériatre, de l'orthopédiste, de l'ostéopathe, des rééducateurs avec les informations de la famille.

Connaître les limites des capacités et compétences neurologiques d'un patient, c'est assurément le protéger et lui permettre d'accéder, si besoin, aux meilleurs protocoles de soins de services hospitaliers hautement spécialisés.

Pour l'heure, des atteintes neurologiques centrales graves touchant des seniors, telle la maladie de Parkinson, ou des formes avancées d'atteintes cérébelleuses ou de sclérose en plaques, ne peuvent être aidées par cette reprogrammation neuro-sensorimotrice. C'est dans cet esprit, et par prudence pour les patients, que je souhaite à présent délimiter clairement le périmètre d'utilisation de la marche portante pour ceux qui peuvent en bénéficier.

Dans la pratique, la reprogrammation de la marche s'adresse à tout patient, quel que soit l'âge, chuteur et porteur d'un désordre de marche ou d'affections de l'appareil musculo-squelettique, opérées ou non, appelées communément affections fonctionnelles.

La prévention des chutes grâce à la marche portante et au développement de la conscience proprioceptive s'adresse ainsi à tous les patients « chuteurs » non pathologiques ; *a fortiori* lorsque les chutes se répètent ou qu'elles apparaissent précocement dans la vie d'une personne.

Éduquer les tout-petits et les enfants à la marche portante

Les parents, la famille, sont toujours inquiets des compétences motrices du tout-petit – et ils ont raison.

C'est pourquoi les examens des pédiatres et des sages-femmes sont essentiels dès la naissance. Cependant, lorsque l'enfant devient « candidat à la marche », tout le monde s'inquiète. C'est alors que la consultation chez un ostéopathe qualifié peut être nécessaire, si la famille s'inquiète, tant pour le diagnostic que pour le traitement, les conseils aux parents.

En la matière, l'examen et le traitement de la motricité fine du nourrisson sont fondamentaux, bien avant qu'il parvienne à accomplir ses tout premiers pas.

N'oublions jamais que par essence, que nous soyons nourrissons, enfants ou adultes, nous sommes très inégaux dans la motricité. La construction de la motricité dynamique est totalement individuelle, même si le développement des compétences motrices du petit de l'homme est phylogénétique.

De fait, il est passionnant d'aider un parent à communiquer avec son enfant par les jeux de sa motricité la plus fine et subtile, de l'aider ainsi à développer une motricité harmonieuse dès avant qu'il marche, afin qu'il puisse s'aider lui-même à être mieux présent dans la construction de sa verticalité dynamique.

N'oublions pas que l'enfant dispose, dès la naissance, d'une grande plasticité cérébrale et d'un système neuronal miroir dédié à la reconnaissance gestuelle qui lui permet d'imprimer neurologiquement les actes moteurs et les intentions gestuelles du parent.

Pour les enfants qui sont déjà marcheurs, une « éducation » à proprement parler de la marche portante n'est guère possible avant l'âge de cinq ou six ans, car elle requiert une participation active et volontaire de sa part, en présence de ses parents. Avant l'âge de cinq ans, sauf exception, il est difficile et exceptionnel de mobiliser la concentration de l'enfant pour un tel apprentissage. En revanche, dès cinq ans, la participation et l'implication d'un des parents sont souvent fondamentales pour mobiliser l'intentionnalité de l'enfant, car ce dernier, par empathie pour ses proches, perçoit toujours implicitement le sens et la finalité d'un bon apprentissage gestuel. Il est toujours d'accord pour partager des jeux avec un de ses parents ou avec les deux. Reste au praticien à stimuler cette alliance, dans le ludisme, pour le bien-être de l'enfant comme de l'adulte.

Le temps est cependant compté, car dès l'âge de sept ans, il est fréquent d'observer des désordres souvent promis à se stabiliser dans la marche de l'enfant, par exemple l'absence de balancement des bras ou une posture de marche totalement latéralisée. Le temps d'observation diagnostique est toujours passionnant à partager avec l'enfant et ses parents pour peu qu'on verbalise les commentaires et les recommandations avec prudence et bienveillance. Mon expérience en la matière m'a confirmé que l'enfant adore que l'on puisse mettre ses parents à l'épreuve pour lui montrer que même un adulte peut avoir des difficultés qu'il ignore. L'enfant se retrouve alors, dans ce jeu, au même niveau que l'adulte qui l'aidera à progresser. En général, cela marche très bien. L'enfant adore acquérir des compétences corporelles pour son bien, à la condition de pouvoir être aussi fort que l'adulte.

L'attention de l'enfant est pour une large part entièrement consacrée à l'écoute de l'architecture de l'adulte qui l'élève et le protège. À son niveau, et très précocement, il est capable de sentir et est compétent pour mesurer la fiabilité de l'architecture parentale, qu'elle soit corporelle, psychique ou affective, et d'en avoir une lisibilité au sens propre et figuré. Cette architecture est un point d'appui et une référence, toute sa vie.

Cette mémoire architecturale est inscrite dans le système neuronal, dans la chair et la motricité de chacun, enfant comme adulte. Et lorsque les fondations parentales sont défaillantes, l'enfant le sait. Dans les soins pédiatriques, l'apprentissage de la marche portante est tout autant thérapeutique que préventif. Il est totalement éducatif sur le plan psychomoteur. Il permet d'ouvrir une voie dynamique et un traitement préventif quotidien de certaines scolioses, des désordres posturaux de l'enfant, de certains genu valgum et genu varum, des séquelles motrices de certaines infirmités cérébrales non totalement spastiques.

À propos de cette « éducation de la marche » par la marche portante, je préfère l'expression de « reprogrammation de la motricité dynamique et de la gestuelle ». Cette reprogrammation est très efficace dans les cas de cyphose douloureuse précoce. J'ajoute à cette énumération les nombreuses difficultés de concentration et de présence de l'enfant comme de l'adolescent, pour lesquelles ce travail donne d'excellents retours.

Soigner les affections chroniques chez l'adulte et le jeune adulte

Plus précisément, dans les affections courantes de l'appareil musculo-squelettique et de l'appareil circulatoire, telles que :

– les dorsalgies ou lombalgies chroniques ;

– les cervicalgies chroniques ;

– les douleurs chroniques d'épaule ;

– les coxarthroses ;

– les arthroses fémoro-tibiales et rotuliennes ;

– nombreuses pathologies par instabilités de la cheville et du pied, parfois en relation avec l'existence d'un tendon d'Achille court ;

– certaines entorses à répétition ;

– les chutes répétées, avec ou sans traumatisme ;

– les insuffisances veineuses profondes du complexe pied-cheville et de l'ensemble du membre inférieur.

Dans l'ensemble de ces affections chroniques, l'approche éducative de la motricité par la marche portante permet de revisiter l'origine gestuelle dynamique et individuelle des mécanismes lésionnels et de les résoudre le plus souvent, avec subtilité. Ce qu'il faut comprendre dans la grande majorité de ces cas, c'est l'origine biodynamique des lésions, donc en faire le diagnostic pour parvenir, dans un deuxième temps, à la mise en place d'une bonne reprogrammation motrice individuelle.

Il est cependant inconcevable d'écarter un bon diagnostic médical préalable pour ne pas omettre l'existence de pathologies plus organiques. Chacun doit rester à sa place, apprécier ses limites et respecter les compétences de l'ensemble des partenaires de santé. Avec l'expérience, j'apprécie profondément le partage clinique et thérapeutique avec mes pairs, chirurgiens ou rhumatologues, podologues, lors des staffs médico chirurgicaux à la clinique parisienne du Montlouis. Ces temps d'échange et de réciprocité sont des temps de découverte, d'enrichissement clinique et diagnostique, donc de formation. Les patients que nous accueillons bénévolement sont les premiers bénéficiaires de nos échanges. Dans *Shine A Light*, le film que Martin Scorsese a consacré aux Rolling Stones, Keith Richard souligne superbement, à sa façon, l'importance particulière et exceptionnelle du travail de groupe : « Seul, chacun de nous est un excellent musicien ; ensemble, nous sommes incomparables ! »

Prévenir les traumatismes chez les sportifs et les danseurs professionnels

L'observation individuelle et personnalisée de l'exécution des gestes techniques des marathoniens ou des danseurs professionnels est toujours complexe, mais elle permet de comprendre, pas à pas, comment certains athlètes peuvent subir des entorses très variées, souffrir de tendinopathies, de fractures d'effort et de fatigue, ou encore de traumatismes vertébraux répétés.

Les sportifs de haut niveau sélectionnés dans les équipes nationales sont généralement mieux encadrés et préparés que les amateurs et très bons amateurs que je rencontre à ma consultation ; ces derniers, plus vulnérables et moins informés, sont naturellement plus exposés aux accidents sportifs. Trop souvent, c'est dans la réalisation et l'exécution de la globalité du geste sportif au cours d'une compétition qu'il existe une défaillance qui n'est pas ressentie par l'athlète, ni perçue par le coach, ni facilement observable.

Hors compétition, c'est au cours des entraînements que la préparation proprioceptive des sportifs est essentielle, surtout pour les sports qui obligent à des sauts et réceptions brusques comme le volleyball, le basketball, le tennis.

La pratique du tennis requiert en particulier une très importante élasticité des membres inférieurs pour répondre aux déplacements rapides et aux arrêts brusques. L'éducation proprioceptive de tous les mouvements propulsifs, le contrôle des freinages, le transfert de l'équilibre d'un pied à l'autre et démarrant du bon pied, celui de l'accompagnement parfait du geste des deux bras et des deux mains protège des traumatismes accidentels du complexe cheville-pied.

Pour les pratiquants du marathon ou du semi-marathon, l'analyse individuelle et par l'image de la technique de course est très préventive des entorses, tendinopathies et fractures d'effort. Pour les très bons amateurs que je rencontre, la qualité du travail d'échauffement et la préparation de la course à partir de la marche portante permettent d'améliorer la condition physique et la conscience proprioceptive de leurs défauts de course.

Avec les danseurs comme avec les comédiens, je suis souvent conduit à revisiter avec eux les bases du porté du corps, celles du travail du pied et de la verticalité. Ce travail est passionnant, car il nous conduit vers une exploration perceptive nouvelle de l'espace, du placement du corps, de la présence de l'acteur, souvent méconnue pour eux. Les danseurs professionnels sont eux aussi victimes de nombreux traumatismes par entorse du pied et de la cheville, au cours des sauts et réceptions. Le travail en pointes ou demi-pointes favorise le développement d'hallux valgus, d'hallux rigidus, les érosions tendineuses. Pour les danseurs, la qualité et la technique de chaussage sont déterminantes afin de limiter les accidents ; l'éducation proprioceptive ne l'est pas moins.

En revanche, la reprogrammation du porté du corps par la marche propulsive déconcerte souvent les danseurs classiques, car toute leur éducation corporelle repose sur une traction axiale et verticale du corps qui prend son origine au sommet du crâne. C'est autour d'elle que ces artistes organisent et exécutent tous leurs mouvements chorégraphiques.

Ce mouvement aérien est aussi antigravitationnel et, de ce fait, il s'oppose point par point au mouvement de la marche portante, mouvement qui naît du pied, du sol, et qui monte sans aucune résistance ni effort vers le sommet du corps. Ce mouvement est plus naturel et simple à incorporer pour des professionnels pratiquant la danse contemporaine.

Une révolution pour les marcheurs et les randonneurs

La marche portante devrait révolutionner la pratique des randonneurs comme celle des marcheurs qui utilisent le Walking et le Nordic Walking (marche nordique). En France, vingt millions de personnes pratiquent les randonnées et les nouvelles techniques de marche sportive. Les principaux initiateurs de cette pratique moderne de la marche s'appellent Théodore

Monod, Jacques Lanzmann, Robert Louis Stevenson, Jacques Lacarrière, Walter Benjamin, Henry David Thoreau. La Fédération française de randonnée pédestre (FFRP) comptait en 2010 à elle seule 210 000 adhérents répartis en 3 350 associations. En Europe, le Walking et le Nordic Walking, nés en Finlande, recensent déjà 8 millions de pratiquants. Enfin, sur l'ensemble des territoires français du continent et d'outre-mer, on compte aujourd'hui 180 000 kilomètres de pistes, terrains et sentiers balisés à l'usage des marcheurs et randonneurs, et la dernière Rando-Parisienne du 3 juin 2012 a réuni pas moins de 18 000 participants !

Ces chiffres impressionnants montrent combien les pratiques de la marche répondent aux besoins de prévention de certaines maladies chroniques et à l'amélioration de la vie en bonne santé.

La randonnée de proximité est d'ailleurs en pleine expansion, mais elle concerne un autre public que les praticiens de la randonnée itinérante.

Les randonneurs expérimentés, de plaine comme de montagne, connaissent bien les risques liés aux terrains, aux dangers climatiques et météorologiques, aux types d'efforts et leur indispensable anticipation, les règles d'orientation, d'alimentation et d'hydratation.

L'accident auquel les randonneurs sont le plus exposés, hors des allergies de saison, est l'entorse du pied et/ou de la cheville. Elles représentent chaque année 15 à 20 % de l'ensemble de tous les traumatismes sportifs. Au cours d'une randonnée, ces entorses sont rares dans les ascensions, très fréquentes dans les descentes, mais elles peuvent aussi se produire sur terrain plat, lors d'une randonnée en plaine.

Les causes sont alors très différentes. Sur une marche en terrain plat, c'est souvent une mauvaise technique de marche associant la défaillance intrinsèque du système musculo-tendineux, stabilisateur latéral du couple pied-cheville, un chaussage inadapté, qui sont à l'origine de l'entorse. Ces deux causes conduisent souvent aux entorses, simples ou graves, du ligament latéral externe de la cheville. Durant la phase de descente en montagne, des entorses se produisent par un mauvais placement du pied, une imprévisibilité du randonneur qui n'anticipe pas visuellement la pose du pied au bon endroit ou bien au décours d'une chute. Elles peuvent être bien plus graves que les précédentes et se compliquer de fractures osseuses ou articulaires, par un choc direct et une compression brutale dans l'articulation de la cheville.

Toutes ces configurations traumatiques s'expliquent en général par un défaut manifeste de préparation proprioceptive des orteils, des pieds et des chevilles. En conséquence, le randonneur manque d'une bonne dextérité plantaire globale pour contrôler la variation des appuis et de l'équilibre du corps dans une position spatiale instable.

La préparation des marcheurs randonneurs se consacre habituellement, et avec un bienveillant professionnalisme, à la préparation physique complète du sportif avant et pendant l'effort : nutritionnelle, environnementale, technique ; mais à ma connaissance, aucun ouvrage spécialisé ne s'est encore intéressé spécifiquement à la préparation proprioceptive du pied et des orteils. L'éveil et l'éducation proprioceptifs des pieds sont essentiels pour protéger le marcheur d'entorses diverses et de chutes dont certaines peuvent être mortelles en haute montagne.

La préparation des randonneurs marcheurs peut très facilement intégrer la reprogrammation de la marche par la marche portante et utiliser les principes de base de l'éveil proprioceptif du pied et des orteils tels qu'ils sont exposés plus loin dans ce livre.

L'analyse diagnostique et préventive des désordres individuels de la marche ordinaire, l'évaluation des risques de chutes et d'entorses doivent s'imposer en urgence et prioritairement dans ces pratiques « outdoor » de la marche.

De leur côté, les nouvelles pratiques de marche sportive comme le Walking et le Nordic Walking, qui appuient leurs méthodes sur le travail du mouvement des bras et l'attaque talonnière du pas, avec ou sans bâtons, pourraient s'enrichir demain des principes de la marche portante pour proposer une approche préventive des crampes, des tendinopathies d'Achille, celles des releveurs du pied et les fractures de fatigue, fréquemment révélées au cours de ces activités.

Les fabricants de matériel de chaussage sportif qui s'intéressent aux performances des athlètes randonneurs tout autant qu'au confort et à la sécurité des chaussures de marche vont très vite se tourner vers la conception d'un nouveau chaussage propre à répondre aux nécessités d'une marche propulsante.

Cette recherche devrait leur permettre, dans un avenir proche, d'envisager la création d'une chaussure de sport qui soigne, au cas par cas, les défauts de travail du pied.

Le cas particulier des musiciens et des artistes lyriques

L'artiste lyrique souffre, comme bon nombre de musiciens, de douleurs musculo-squelettiques, du trac, de problèmes posturaux, et se confronte aux difficultés du porté de la voix dans l'espace, à l'adresse du public.

Son corps est son instrument. Malgré ses nombreux apprentissages des meilleures techniques vocales et respiratoires, la gestuelle et l'utilisation du corps restent encore pour lui des supports souvent mal utilisés. Les méthodes Alexander ou Feldenkrais permettent aux mieux informés de développer une conscience proprioceptive qu'ils mettent au service de leur art. Cependant, ces méthodes de soutien de la conscience proprioceptive n'utilisent pas spécifiquement certains exercices debout qui stimulent la sensation de l'entièreté à partir de l'ancrage au sol. Je suis donc amené à travailler avec les artistes lyriques à partir de ces principes et j'utilise pour cela la marche portante et l'éveil de la présence proprioceptive des mains, des orteils, du tonus de base abdomino-pelvien. L'ancrage de la posture à partir des pieds et l'utilisation d'une verticalité montante leur assurent une harmonie vocale, un équilibre mécanique et phonatoire des organes oro-pharyngés, du crâne et du diaphragme. Je les invite ainsi à trouver et prendre le son à partir des pieds et du sol.

Pour ce qui concerne les musiciens, il s'agit encore de trouver, au cas par cas, les contraintes anatomiques dynamiques liées à la pratique de chaque instrument pour parvenir à les aider à prévenir des tendinopathies. Les pianistes et les guitaristes n'ont pas les mêmes contraintes posturales ou gestuelles que les violoncellistes, les saxophonistes ou les percussionnistes. Dans tous les cas, cependant, l'éveil de la conscience proprioceptive et l'observation de l'artiste dans l'exercice de sa pratique musicale lui garantissent de développer la sensation d'écoute de ses déviations gestuelles et dérives posturales, accentuées par une configuration stressante comme elle peut l'être dans le cadre des représentations publiques. Cette éducation qui affine les sensations proprioceptives leur permet d'effectuer par eux-mêmes, spontanément et sur l'instant, les justes corrections posturales, gestuelles, qu'ils ont incorporées. Trop souvent, c'est parce que le musicien fait abusivement corps avec son instrument, comme dans une relation trop fusionnelle, qu'il perd sa verticalité, martyrise son instrument, oublie la nécessaire intégration spatiale de son interprétation, se crée des lésions tendineuses d'effort.

La dimension somatopsychique des pathologies tendineuses est très importante chez les musiciens ; c'est pour cela que l'éducation corporelle de ces artistes est très sécurisante et réclame la plus grande et bienveillante attention ainsi que beaucoup de patience. Les méthodes de travail pour enrichir leur dextérité musicale ne manquent pas, bien au contraire, mais l'écoute et l'observation individuelles du jeu corporel ne sont pas encore suffisamment entrées dans la formation des musiciens et artistes lyriques. Certains repères posturaux sont des bases essentielles pour tous ces artistes :

– assurer un contact présent et soutenu avec le sol par les deux pieds ;

– intégrer l'espace comme « troisième élément » indispensable pour trouver la juste distance avec l'instrument et maintenir l'adresse au public ;

– libérer et soutenir la mobilité du corps au cours de toute interprétation, y compris et en priorité au cours des répétitions ;

– entretenir une grande plasticité motrice du regard ;

– maintenir une verticalité mobile et fluide du corps.

Troubles de la marche et souffrance psychique

Le psychisme d'une personne en état de souffrance peut être soutenu par une motricité présente et légère. La sensation d'ancrage de soi, la corporalité, influence grâce à la marche portante la sensation de mieux-être, puis de bien-être. Cette sensation d'ancrage est essentielle, car elle permet d'accéder au sentiment de sécurité de base. Si l'insécurité est liée à des défaillances dans la rencontre primaire du bébé avec le parent, elle peut ravager une existence entière. Dans les situations les plus favorables, le sujet suivra un long parcours psychothérapeutique, mais sans assurance, finalement, que l'insécurité de base soit tarie. Or, j'atteste qu'il est possible de rétablir, chez des adultes porteurs de souffrances psychiques d'origine précoce, une sécurité affective de base, et ce, même tardivement. Le sentiment et la sensation de sécurité naissent dans la corporalité d'un sujet, dans sa chair, puis, par étapes, ils gagnent le psychisme. À l'inverse, le psychisme peut souffrir, par résonance, de l'insécurité indicible de la chair. C'est le cas des troubles psychomoteurs associés à certaines dépressions précoces.

Une aide précieuse en cas d'opération du pied ou de la jambe

Je participe à une consultation pluridisciplinaire regroupant six chirurgiens orthopédistes, un rhumatologue, un radiologue, trois podologues, un médecin du sport, et donc moi-même, qui suis ostéopathe. Cette consultation reçoit bénévolement, à l'initiative des praticiens du groupe, des patients qui se répartissent en deux catégories. Dans la première, on trouve des patients déjà opérés pour une pathologie orthopédique du pied et de la cheville, et qui souffrent des années plus tard de nouveaux problèmes affectant le pied opéré. Dans la seconde, on trouve des patients qui sont des candidats potentiels à un acte chirurgical pour une affection orthopédique du complexe pied-cheville ou, plus largement, du membre inférieur. Les pathologies les plus fréquentes sont les séquelles de traumatismes du pied et du membre inférieur, les hallux valgus, les hallux rigidus, les syndromes de Morton, les tendinopathies d'Achille et celles de l'appareil stabilisateur du pied, et les arthroses de la hanche. Toutes entravent gravement l'équilibre de la marche et l'autonomie.

Chaque patient étant unique, la complexité de sa situation biomécanique nécessite une approche diagnostique pluridisciplinaire, impliquant l'analyse historique de la maladie et l'examen du patient par le groupe. Tous les praticiens présents sont hautement spécialisés dans les pathologies du pied et de la marche. À l'issue de la présentation et de l'examen du patient, ce dernier reçoit individuellement les recommandations médicales et/ou chirurgicales du staff dont il disposera selon ses attentes et besoins.

Mon apport clinique à l'intérieur de ce staff est de proposer une lecture et une analyse ostéopathique de la marche comme élément diagnostique complémentaire aux diagnostics médicaux habituels, les désordres de marche étant parfois une cause plus qu'une conséquence des pathologies de la hanche, du genou, du pied ou de la cheville.

Plus encore, notre travail commun m'a très fréquemment conduit à proposer d'intervenir en amont d'une chirurgie du membre inférieur lorsque l'examen clinique du patient semble l'imposer. Ainsi, certains patients pour lesquels une chirurgie du pied est nécessaire et pour lesquels l'indication comme la méthode chirurgicale ont été longuement discutées, peuvent présenter des désordres de l'exécution motrice ou des insuffisances musculaires bien antérieures à l'apparition de leurs douleurs. Leur situation fonctionnelle est alors telle qu'il est souhaitable cliniquement de procéder à une reconstruction de leurs capacités musculaires plantaires ou de reprogrammer l'acte de marche *avant* l'intervention chirurgicale.

Sur le fond, il s'agit de préparer la qualité plastique et tonique de la musculature profonde du pied ou de la hanche à une configuration postopératoire fonctionnelle différente. Cette démarche tout autant préventive que préopératoire n'est pas systématique, elle s'impose au regard de l'examen clinique du patient, donc au cas par cas. En poussant cette préparation de la texture musculaire à son maximum de récupération, on donne ainsi au patient une meilleure garantie de récupération postopératoire.

L'optimisation de la récupération de toutes les fonctions dynamiques du pied, du confort de marche et de l'antalgie relève aussi de l'analyse clinique postopératoire du patient. Le plus souvent, certains défauts de marche présents avant l'opération perdurent, et ce, même en l'absence d'une douleur. Un patient opéré par exemple d'un hallux valgus simple peut également être porteur, sans le savoir ni le sentir, d'un flessum de hanche ou de genou, d'une tension complète des enveloppes conjonctives des muscles postérieurs de la jambe, ou encore d'une arthrose silencieuse de l'articulation sous-astragalienne, qui parasitent considérablement sa récupération. Il faut donc pouvoir en faire le diagnostic au bon moment. Des solutions thérapeutiques rapides et bien adaptées peuvent ainsi être trouvées à ces pathologies qui sont, la plupart du temps, périphériques à l'articulation opérée.

C'est précisément dans ces cas que la présence et l'expertise de l'ostéopathe présentent tout leur intérêt pour l'équipe médicale et chirurgicale. La reprogrammation de la marche s'impose naturellement pour la majorité des patients opérés du pied, de la cheville, de la hanche ou du genou ; elle est incontournable si l'on veut garantir une totale récupération des compétences proprioceptives de marche.

Pour témoigner de l'esprit du travail réalisé par notre groupe clinique, je voudrais maintenant présenter l'histoire d'Ana. On y verra l'importance considérable de ce partage clinique – au plus grand bénéfice du patient.

Le cas d'Ana

Ana est une jeune femme de trente ans, blonde, aux yeux bleu-vert, d'origine brésilienne. Il y a dix ans, elle s'est fait opérer de la hanche. Elle souffrait auparavant d'une pathologie congénitale, une arthrose précoce appelée dysplasie de la hanche, qui, dès l'âge de douze ans, avait déclenché chez elle de violentes douleurs et occasionné une boiterie importante. L'opération chirurgicale, au cours de laquelle on lui a posé une prothèse totale de la hanche, était menée par une excellente équipe de chirurgiens et faisait suite à de nombreuses consultations en rhumatologie, en orthopédie et en rééducation.

Hélas, depuis l'opération, les douleurs n'ont pas disparu ; au contraire, elles se sont même aggravées avec le temps. Ana et sa famille consultent le staff chirurgical pour trouver une solution. Les douleurs très violentes en regard de l'aine sont atypiques et orientent la réflexion vers un diagnostic : la prothèse posée à l'époque provoque l'irritation douloureuse du tendon du muscle psoas droit et de toutes les insertions tendineuses locales situées en avant de la prothèse. Mais chirurgiens et rhumatologues, tous compétents et très expérimentés, hésitent. Faut-il réopérer Ana ? N'y aurait-il pas une alternative ?

Ana et sa famille ayant été reçues par le staff le mois précédent, alors que j'étais absent, je fais la connaissance d'Ana par l'intermédiaire de ses radios et de l'exposé des chirurgiens. Nous convenons, au bout d'un moment, qu'il serait nécessaire que je la reçoive en consultation, cela pour apporter un regard et un examen clinique différents sur sa motricité, tenter une autre approche thérapeutique, et, peut-être, trouver une autre solution afin d'éviter une nouvelle intervention chirurgicale.

Tous les praticiens du staff sont impliqués, engagés, mobilisés pour aider Ana, à tel point que, quelques jours avant son rendez-vous, je reçois l'appel de l'un d'eux qui me recommande de bien réexaminer ses radiographies et qui insiste sur la nécessité de trouver absolument une solution à ses douleurs. Chacun – et en premier lieu Ana – est sous tension.

Le jour de la consultation, Ana arrive avec les bras chargés de radiographies et une canne anglaise. Elle boite, elle a mal. Elle me raconte son histoire. J'ai néanmoins beaucoup de mal à suivre la complexité de sa narration, car sa voix est chevrotante, son regard est absent, ses gestes sont gauches, sa concentration est labile et, du coup, elle passe sans arrêt du coq à l'âne. Sa mimique et sa moue sont celles d'une enfant, pas d'une adulte ; comme ses pieds, dont la peau semble si fragile, déjà très abîmée par des chaussures qui ne lui vont pas.

À la lumière de ce premier contact, je ne sais pas encore comment nous allons procéder pour l'aider. Assurément, elle fait totalement confiance aux médecins qui l'adressent à moi. Je l'invite à se déshabiller et à s'installer sur ma table d'examen. La tension de ses jambes et la fermeture défensive de son bassin sont telles qu'il n'est pas indispensable que j'insiste sur cet examen clinique. Tous ses muscles sont tétanisés, sa peau est douloureuse et ses pieds sont très écorchés par endroits. Tout en parlant et en commentant mes observations, je la « contacte » ; ça la sécurise. Cette méthode, apprise en haptonomie, est plus efficace qu'un examen d'objectivation palpatoire, car elle permet une détente générale du patient dans des situations de stress intense. Une fois Ana apaisée, rassurée, j'écourte le temps d'examen et, l'invitant à se lever, je lui propose de me montrer comment elle marche sans sa canne. Comme elle n'ose pas, je lui tends la main pour remplacer l'objet et je constate très vite qu'elle escamote, dans tous les sens du terme, sa jambe opérée, la laissant traîner en arrière à la marche.

Sa jambe se retrouve donc, quel que soit l'appui, droit ou gauche, toujours en arrière du corps et en rotation externe, comme si Ana, à travers ce membre, traînait un fardeau ou sa peine. Cette démarche, on l'observe souvent chez certains patients ayant subi des interventions du pied ou de la cheville ; elle rappelle certaines scènes de westerns où le héros, blessé, traînant la jambe, continue d'avancer vers ses ennemis pour les affronter. C'est aussi la démarche du capitaine Achab dans le film *Moby Dick*. J'invite alors Ana à essayer de marcher d'un autre pas. Je lui propose de mettre sa jambe droite au premier plan, de ne plus la tirer, mais, au contraire, d'aller s'appuyer dessus, dedans. Boitillant, craignant d'avoir mal, elle parvient quand même à marcher « dans » sa jambe droite en accentuant mon conseil qui était de démarrer son pas en initialisant le mouvement de démarrage par une poussée propulsive du pied droit. Assez vite, Ana sent physiquement qu'elle peut pousser son corps tout entier avec sa jambe, sans douleur et avec une bonne impulsion motrice. Je lui demande de continuer, mais en prenant sa canne à l'envers pour ne pas entraver ses appuis au sol. Surtout, j'insiste pour qu'elle ne s'appuie pas sur sa canne. Par cette méthode, elle va s'en servir pour mieux sentir ses appuis au sol et le sol lui-même.

Et, ça marche ! Dans la crainte, certes, mais ça marche. Très vite, j'interromps cette première expérience de marche hors douleur et j'invite Ana à reprendre place sur la table d'examen. Je finalise cette séance par un temps de travail en haptonomie qui lui permet de retrouver une très bonne présence et une sécurité de ses deux membres inférieurs.

Je revis ensuite Ana tous les dix jours et, au bout de trois semaines, elle ne boitait plus et ne souffrait plus. Dans la pratique, nos consultations se concentraient sur la marche, la réappropriation de sa verticalité, de la sensation de sa féminité dans ce geste. Je l'aidais ainsi à s'approprier debout le mouvement fluide et agréable d'un appui qui passe d'une hanche à l'autre. En quelques mois, Ana avait changé. Elle décida de quitter la cellule familiale et, comble du paradoxe, trouva un travail où elle était… debout en permanence ! Elle rencontra un « petit ami ».

Quelques mois lui suffirent également pour débuter une forte dépression.

Je m'attendais à cet orage, car la disparition de son handicap laissait la place à l'émergence d'autres douleurs plus intimes et affectives, celles de son enfance, qu'elle n'évoquait que brièvement lors de nos rares échanges. Ensemble nous parlons peu. Ana reste dans une sorte d'évitement et passe d'un sujet à l'autre. Elle est souvent absente, comme si ses pensées l'entraînaient ailleurs. Ce sont des difficultés de maintien de la présence qui rendent difficiles l'échange verbal tout autant que sa motricité, par exemple pour effectuer une simple poussée musculaire de sa jambe contre ma résistance manuelle. Cette discontinuité motrice entrave et menace profondément la récupération d'une totale fluidité de son geste de marche. Elle est dans ce que l'on appelle une discontinuité de son « être-là », ici et maintenant.

Confrontés à la violence de la dépression de leur fille, impuissants et englués dans une très forte culpabilité à l'égard d'Ana, ses parents souhaitent me rencontrer pour comprendre comment l'aider. Nous convenons de nous voir tous les quatre avec Ana, si elle accepte cette rencontre élargie à sa famille. La rencontre a bien lieu et, durant la consultation, Ana explose, libère tout son chagrin et sa haine contre le monde entier, moi inclus, sa difficulté d'être et de pouvoir s'aimer. J'encaisse la violence de son rejet, intervenant simplement et fermement sur l'instant auprès d'Ana en lui demandant de s'adresser à moi comme le ferait un adulte et d'arrêter de s'exprimer comme une petite fille. Les parents sont totalement silencieux pendant toute la durée de la consultation. Sur ce, je l'invite à prendre place sur ma table d'examen et nous reprenons le déroulement habituel de nos soins.

Ana m'appela le soir même pour s'excuser et je lui confiai que sa réaction était normale, qu'elle n'avait pas à s'en culpabiliser. Ses parents me téléphonèrent le lendemain pour me remercier, car ils avaient enfin découvert qu'ils pouvaient, eux aussi, parler à leur fille comme à une adulte. Plus tard, Ana accepta sur mes conseils de suivre une psychothérapie avec une de mes correspondantes qui connaît de longue date les principes de mon travail, le sens de mes prescriptions. Ana va aujourd'hui très bien puisqu'elle a su vaincre avec sa famille la difficulté d'une nouvelle intervention cette fois pour une sciatique paralysante. L'intervention fut légère. De notre côté, Ana, sa psychanalyste et moi, avons encore continué quelque temps notre travail de renforcement de sa marche, d'une féminité bien portée, le développement de son devenir d'adulte jusqu'à ce qu'Ana se décide enfin, un an plus tard, à se séparer du soutien de ses praticiens.

Marche portante et déhiscence de la ligne blanche

La déhiscence de la ligne blanche est un relâchement de la ligne aponévrotique centrale de l'abdomen, celle qui relie, tel un ligament large et plat, les deux muscles grands droits de l'abdomen.

Cette déhiscence est une saillie du contenu abdominal qui, n'étant plus contenu par l'intégrité de la paroi ligamentaire, fait une hernie large et allongée située entre le sternum et l'ombilic, voire, dans certains cas plus rare, plus bas encore, jusqu'au pubis.

Le diagnostic n'est pas compliqué à faire. Le patient étant couché sur le dos, les jambes pliées, les pieds posés à plat sur la table d'examen, il suffit de lui demander de soulever délicatement la tête et l'on observe alors aisément la saillance visible et palpable du contenu abdominal.

Cette déhiscence n'aurait aucune gravité si elle ne s'aggravait à chaque effort physique. De la sorte, tout effort pour soulever une charge, se baisser, aller aux toilettes, tousser ou éternuer provoque une brusque et violente surpression intra-abdominale qui augmente la distension de la ligne blanche. Ne pouvant plus être fournis à partir d'un bon appui centro-abdominal, les efforts simples se trouvent alors relayés au niveau de l'espace lombo-sacré, ce qui crée localement une surcharge mécanique d'effort totalement anormale.

Ce transfert anormal de l'appui d'effort provoque rapidement l'apparition d'une lombalgie d'effort chronique et très douloureuse. Dans ce cas, les traitements médicaux destinés au rachis lombaire sont inutiles. La marche n'est plus portée ni soutenue par la sphère abdominale, le patient marche en se positionnant en arrière de son centre de gravité anatomique, il se retrouve entraîné et gravement déséquilibré dans un mouvement de balancement bilatéral supporté anormalement par les hanches et le rachis lombaire. La déhiscence de la ligne blanche induit une boiterie par incapacité d'appui abdominal au cours de la marche.

Les causes de cette pathologie sont diverses et, dans les cas les plus graves, une opération chirurgicale est nécessaire pour réparer la paroi abdominale. Les techniques de chirurgie mini-invasives, lorsqu'elles sont indiquées, restent les plus efficaces pour ces patients. Cependant, il arrive que l'opération soit compromise à cause de l'âge du patient ou parce que son état de santé général s'est détérioré. La marche portante est alors une alliée précieuse, car elle permet au patient, dans des délais très courts, de soutenir son bassin et son abdomen bas, lui assurant ainsi une marche non pathologique, la disparition de sa boiterie latérale et de ses lombalgies d'effort.

Pour ces patients, le port d'une ceinture abdominale utilisée, à l'occasion d'efforts spécifiques, avec discrétion, c'est-à-dire comme un outil et non comme une prothèse, est parfaitement indiqué pour stabiliser l'équilibre de la marche. Face à l'urgence imposée par le délabrement potentiellement rapide de l'équilibre, de la marche et des efforts les plus simples, ce petit moyen technique se révèle en lui-même très efficace pour les plus fragiles de nos patients.

Le cas des prothèses externes

Dans toutes les consultations médicales, nous rencontrons des patients porteurs de prothèses externes. Souvent amputés après un accident grave ou atteints d'agénésies congénitales du membre inférieur au-dessus ou en dessous du genou, ces patients suivent un long parcours de rééducation et de réglage de leur appareil prothétique. Le réglage et l'ajustement des prothèses, véritable travail d'orfèvre, réclament une alliance totale du patient, des professionnels de santé et techniciens prothésistes. Avec ces patients, il m'arrive de procéder à un long travail de reprogrammation de la marche. Le développement de la conscience proprioceptive repose sur l'intégration des sensations de marche et d'équilibre transmises par la prothèse afin de sécuriser et d'améliorer la marche la plus ordinaire et quotidienne du patient. Dans la pratique, il faut aider celui-ci à ne pas vivre en conflit avec sa prothèse. Ainsi, plus la marche appareillée ressemble à la marche ordinaire d'une personne valide, plus la coopération avec l'équipe soignante est efficace. Pour cela, il faut tenir compte de la fragilité affective du patient confronté à une blessure narcissique importante et concrète. Vivre avec une prothèse, c'est vivre avec un tiers en trop, et ce, pour le restant de l'existence. Ce tiers est trop présent aux yeux des patients, qui cherchent alors par tous les moyens à l'oublier, le rendre anonyme, le faire disparaître.

J'ai donc tendance à stimuler prioritairement une forme d'alliance proprioceptive entre le patient et sa prothèse, d'autant plus que les risques de chute ne sont pas absents et que le surmenage des articulations du membre inférieur sain constitue une réelle menace. De la sorte, j'invite toujours le patient à protéger ses articulations saines et je le stimule dans l'exploration motrice de sa jambe appareillée. Concrètement, je l'aide à ressentir le mouvement d'impulsion à partir du sol tel qu'une personne non appareillée pourrait en avoir la sensation. La prothèse devient utile, elle cesse d'être vécue comme un obstacle – pour peu qu'elle soit bien ajustée au niveau du moignon, dont le volume et la circulation varient au cours de la journée en fonction des efforts. La reprogrammation de la marche par la marche portante est un temps de travail essentiel pour ces patients souvent contraints durant de longs mois à l'utilisation de béquilles de marche ou de cannes anglaises.

Eux dont la motricité pouvait être défaillante avant leur appareillage se retrouvent en train de procéder à un réapprentissage total de leur motricité de marche, ce qui les oblige à intégrer en parallèle une utilisation nouvelle et « bien dosée » du membre inférieur valide. Au fond, cet apprentissage consiste à remodeler et à unifier une motricité très dissociée par la force des choses. Grâce à cette reprogrammation, les patients découvrent l'existence d'un mouvement de marche allégé, non traumatique, libéré des cannes et, surtout, qui ne met pas l'accent sur leur différence.

Sur l'utilisation habituelle des cannes anglaises et autres cannes de marche

Je suis consterné par la manière dont les patients utilisent leur canne de marche. Il est très fréquent qu'on interdise durant plusieurs semaines, pour des raisons de consolidation osseuse, l'appui au sol du membre inférieur qui a été opéré. Dans cette configuration, l'utilisation de deux cannes anglaises s'impose et les rééducateurs apprennent au patient comment ne pas « surmener » des bras qui vont, de ce fait, être très sollicités. Cependant, passé la phase d'interdiction thérapeutique des appuis, le patient doit progressivement récupérer un appui normal. Pour cela, il lui est souvent conseillé de ne garder qu'une seule canne de marche.

C'est durant cette période de récupération graduelle d'un appui que j'observe de graves erreurs dans l'utilisation de la canne et dans l'appui même, erreurs qui peuvent se répéter sur plusieurs mois. Ainsi, très souvent, le patient reste en « sur-appui ». Ce faisant, il perd toutes les capacités d'équilibre de son côté sain. Avec le temps et pour les moins jeunes, il fait corps avec sa canne, ses appuis se limitant à celui de la main sur la canne et à l'appui sur le membre opéré.

Le membre inférieur sain a donc « disparu » et l'équilibre postural de la station debout, réduit à son minimum, devient totalement précaire ! Pour ces raisons, je développe en priorité avec mes patients un apprentissage de la marche qui utilise les bâtons de randonnée. Le patient n'appuie plus sur les cannes, il stimule la proprioception de tous ses appuis et retrouve rapidement une excellente verticalité. Ce retour à la verticalité lui garantit qu'il récupérera une motricité postopératoire dans des conditions posturales optimales.

Conseils pour être bien assis

Chaque jour, pour travailler ou se distraire, une majorité de la population, en France comme à l'étranger, passe trop de temps assise et dans de très mauvaises postures. Les conséquences sur l'organisme sont néfastes, particulièrement en ce qui concerne la marche et l'équilibre. Selon une étude réalisée par l'Institut de recherche bio-médicale et d'épidémiologie du sport (Irmes), en janvier 2012, pour le compte de l'association Assureurs Prévention, en dehors du travail 44 % de la population passent entre deux et quatre heures en position assise devant un écran, quel qu'il soit. Au travail, 26 % de la population passent entre six et neuf heures en position assise devant un écran d'ordinateur. Pour ces derniers, l'augmentation de l'indice de masse corporelle peut s'élever de 22 à 32 % et les 18-24 ans sont les plus exposés. L'étude conclut que le temps passé assis devant un écran en milieu professionnel et en dehors du travail favorise une diminution significative et au sens large de tous les déplacements physiques et surtout de la marche.

La station assise représente une menace pour le maintien d'un bon équilibre postural de marche. Qu'il s'agisse de son ergonomie face à l'ordinateur ou des intervalles entre la station assise et la station debout, lorsqu'une personne ne respecte pas certaines règles positionnelles et gestuelles précises, elle s'expose quotidiennement à la mise en place de pathologies biomécaniques aussi précoces que redoutables qui portent sur l'ensemble de la colonne vertébrale, ainsi que sur les articulations des genoux, des hanches et des épaules. Dès la première consultation, il faut se faire une idée des positions de travail et des gestuelles du patient qui souffre de troubles musculo-squelettiques ou d'affections de la marche, car celui-ci écarte spontanément cet aspect des choses lorsqu'il décrit ses symptômes. L'avocat, le chercheur, l'enseignant, l'informaticien exposent souvent leurs symptômes douloureux sans faire le lien avec la configuration pratique de l'exercice de leur profession. L'étude de l'Irmes est à ce titre précieuse et éloquente, car elle désigne assez justement l'origine ergonomique des pathologies et l'urgence de stimuler la pratique de la marche au quotidien.

Voici quelques recommandations qui garantissent de protéger l'intégrité de son squelette et l'équilibre de la marche : *trouver la verticalité dans l'assise*.

Toute bonne station assise doit tendre vers une verticalité de l'assise. Pour cela, il faut que les pieds soient posés à plat sur le sol, sauf dans le cas particulier que je vais décrire. L'assise doit reposer sur les deux ischions et la position spatiale des deux genoux doit être telle que les deux hanches se situent plus haut que les deux genoux. Le rachis lombaire doit être soutenu, porté par un coussin placé assez bas, proche du sacrum, pour soutenir l'assise et la reporter sur les hanches et les deux pieds. Cette mesure limite la latéralisation de la colonne vertébrale. L'appui prolongé du rachis dorsal sur le dossier d'un fauteuil de travail est pathogène pour le squelette, car il renforce la cyphose dorsale, l'insuffisance mécanique du diaphragme, la flexion en avant de la tête et du cou, l'écrasement de toute la masse musculaire profonde du bassin et des hanches.

La simple inclinaison latérale prolongée et répétée de la posture assise sur un côté, donc sur une fesse, entraîne l'apparition d'une scoliose lombaire, dorsale et cervicale, et le risque d'une coxarthrose.

Il faut éviter le croisement prolongé d'une jambe sur l'autre pour prévenir l'apparition d'une arthrose rapide de la hanche et les contractures profondes d'un des deux muscles psoas. Enfin, pour posséder une excellente verticalité assise et la soutenir dans la durée, il est indispensable de maintenir l'activité de son tonus de base abdomino-pelvien et périnéal. Pour ce faire, nous pouvons placer un des deux pieds sur un point d'appui, un rappel, placé judicieusement sous la base des têtes métatarsiennes, juste en arrière de l'arrondi de l'avant pied. Ce point d'appui et de rappel sollicite finement le tonus abdominal à partir du pied et du membre inférieur en appui. Il ramène ainsi toute la posture assise en aplomb sur les deux ischions avec une très agréable sensation de légèreté.

Pour se relever et s'asseoir, il est également indispensable de ne plus utiliser l'effort à partir des deux genoux, mais d'utiliser le travail de propulsion par un des deux pieds, placé en arrière, sous le siège, pour prendre un élan dynamique qui ressemble très spécifiquement au mouvement de propulsion de la marche portante et au démarrage de la course dans les starting-blocks.

Ces quelques conseils pratiques sont faciles à mettre en œuvre et garantissent l'intégrité anatomique du squelette dans la position assise. Pour aller plus loin dans ces recommandations, il est indispensable de reconsidérer l'équipement des maisons de retraite en fauteuils plus ergonomiques, moins bas et moins profonds que ceux qui sont actuellement utilisés et qui favorisent l'ankylose du corps, l'insuffisance respiratoire, la raideur des deux hanches de nos aînés, un effort excessif pour s'en extraire.

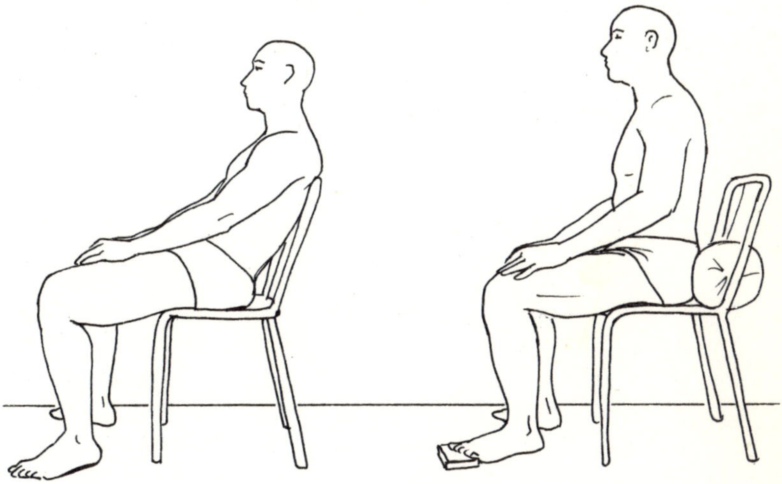

1 2

Trouver la verticalité de l'assise

Dessin n° 1. *Une assise dangereuse.* Souffrance de l'appui dorsal. Compression du bassin et du rachis lombaire. Flexion anormale en avant de la nuque. Compression de tous les muscles postérieurs et profonds du bassin. Fermeture posturale du diaphragme thoracique.

Dessin n° 2. *Trouver la légèreté de l'assise.* Plier un coussin par ses quatre coins. Le placer au creux de la région lombaire ou derrière le sacrum. La décompression de la matière du coussin repousse l'assise du bassin vers les deux ischions. Apparition instantanée de la légèreté et de la verticalité de l'assise. Placer une cale sous la base des coussinets avant *d'un seul pied*, ce pied prenant appui sur la cale. Le tonus du pied remonte alors vers les muscles du bas de l'abdomen. La verticalité peut être ainsi stabilisée sans effort.

CHAPITRE 3

Comment ça marche, la marche qui soigne ?

La marche et l'équilibre : deux définitions

La marche est une activité motrice, initiée par un ordre volontaire, et qui devient très spontanément automatique et réflexe. Elle fait intervenir de nombreuses structures du système nerveux central et périphérique, et nécessite l'intégrité des effecteurs du système musculo-squelettique.

L'équilibre, quant à lui, est la faculté de se maintenir en station verticale, y compris au cours de la marche. Il dépend de la coordination gestuelle qui permet ses ajustements spatiaux.

Ainsi, la marche peut être étudiée dans sa dimension biomécanique ou dans sa dimension neurophysiologique.

D'où vient la sensation d'équilibre ?

Sur le plan neurologique, rappelons les principales structures anatomiques impliquées dans le contrôle de la marche et de la posture.

Le *cervelet* : il intervient dans l'organisation spatiale et temporelle des mouvements, ainsi que dans la coordination des gestes.

Le *cortex visuel* : les aires visuelles du cortex interviennent dans le contrôle de l'équilibre par la vision.

Les *connexions cortico-spinales* : l'action alternée des muscles fléchisseurs et extenseurs plantaires ne dépend pas des centres nerveux supérieurs, mais de connexions et contrôles médullaires.

Le *niveau spinal* : de lui dépend la transmission des impulsions automatiques centrales génératrices des mouvements rythmiques de la marche.

D'une façon générale, les contrôles de la posture, de l'équilibre et de la synergie des mouvements s'effectuent simultanément, chaque région corporelle disposant de son propre réseau de contrôle neurologique central et périphérique permettant, sur le plan sensitif et moteur, les ajustements posturo-dynamiques de l'ensemble du corps.

Les *afférences sensorielles* : les messages ou afférences visuelles, proprioceptives et vestibulaires informent en permanence les centres nerveux supérieurs responsables du contrôle de la marche et de la posture.

La *vision* contribue à 30 % au contrôle de l'équilibre postural.

La *proprioception* contribue à 40 % au contrôle postural.

Les informations proprioceptives de la marche provenant des récepteurs sensitifs des muscles, des tendons, des articulations et de la peau sont renvoyées par le centre spinal vers le cervelet, permettant les adaptations posturales réflexes nécessaires au maintien de l'équilibre.

Le *système vestibulaire*, grâce aux messages provenant des canaux semi-circulaires, de l'utricule et du saccule de l'oreille interne, informe de la trajectoire de la marche, de la position spatiale de la tête, et maintient l'équilibre spatial de la marche. Sa contribution représente 5 % du contrôle postural global.

La sensation de la verticalité dépend conjointement de la proprioception et du système vestibulaire.

L'initialisation motrice de la marche

Les ouvrages de physiologie décrivent depuis longtemps le schéma de la marche comme se faisant à partir de l'attaque talonnière du pied avant, puis le développement de l'appui du même pied et de la jambe d'appui selon des règles connues de tous. Cette représentation classique du démarrage de la marche est d'ailleurs largement utilisée par les rééducateurs pour les soins concernant la récupération de cette fonction en neurologie comme en orthopédie.

Mais cette représentation physiologique *n'est pas sans poser de problème*, car dès lors que la marche démarre de cette façon et suit ce schéma, le sujet est en déséquilibre postural pelvien arrière, le pied d'attaque (avant) est presque totalement et continuellement passif, la charge mécanique est maximale sur toutes les articulations du tarse postérieur et cette attaque mécanique devient fréquemment microtraumatique pour le pied situé en avant. Dans ce schéma biomécanique, le redressement postural de l'ensemble du corps se fait de façon aléatoire avec pour seul point d'appui central le rachis lombaire reposant sur un pelvis, lui-même passif et recevant des contraintes mécaniques montantes et descendantes de l'ensemble du corps.

L'observation des personnes dans la rue montre que la marche est très différente d'un sujet à l'autre, à tous points de vue (vitesse, souplesse, équilibre, balancement des bras, longueur des pas, position de la tête et du regard, tonus, relâchement, etc.), comme si leur façon de se déplacer les représentait comme le feraient le geste de la main et le bruit de la plume sur le papier pour faire une signature.

En fait, l'observation de la marche, de ses désordres individuels, de la globalité de cette gestuelle si particulière donne une richesse surprenante d'informations sur la personne et sur la genèse des pathologies fonctionnelles squelettiques. En consultation d'ostéopathie, je me suis très rapidement préoccupé des corrélations entre les pathologies fonctionnelles chroniques et les désordres provoqués par les dysharmonies du schéma de la marche, plus largement par toutes les dysharmonies gestuelles. Voici, par ordre de fréquence, un ensemble d'observations cliniques de base et centrales portant sur plusieurs années de consultation :

1) J'ai d'abord été interpellé par l'importante fréquence de mouvements de « balans » latéraux du thorax et de l'abdomen à la marche. Ces mouvements de balancement latéral sont anormaux et se font de

droite à gauche ou le contraire. Ils sont responsables de graves rachialgies lombaires récurrentes dans les régions L4/L5 et L5/S1 et de cervicalgies basses, de surcharges directes et micro-traumatiques des genoux, hanches et du complexe pied-cheville.

2) La fréquence anormale de mouvements de marche s'initiant au niveau des genoux est patente chez de nombreux patients souffrant de gonalgies, voire de gonarthroses.

3) L'absence comme la perte des mobilités des deux bras et des épaules sont impressionnantes, par leur fréquence, chez des sujets atteints de troubles de la marche.

4) Dans la marche avec une attaque talonnière, il existe une faiblesse structurelle, fonctionnelle, du travail musculaire du pied dans sa globalité. La fréquence des insuffisances musculaires et sensori-motrices du pied est donc importante chez bon nombre d'entre nous.

5) La marche talonnière est trop peu souvent « portante » du point de vue du soutien global du corps. Le tonus global du corps utilisé lors des déplacements n'est ni présent ni entier. On pourrait probablement parler d'une disparité du tonus dynamique dans la marche. La verticalité dynamique est très discutable. Aussi, la sensation de tonus global de vigilance de marche ne peut se comprendre qu'à la lumière de l'expérience de la marche portante.

6) Il existe des liens étroits entre vitalité et motricité, entre verticalité et marche, entre verticalité animée et vitalité psychique.

7) L'enfant peut quelquefois, on l'a vu plus haut, s'éloigner de sa motricité propre en recopiant par mimétisme la démarche d'un de ses parents. Ce

phénomène tout autant psychique, affectif que biodynamique est très préoccupant, car il peut engager le tout-petit sur les traces motrices de l'autre, mais pas sur les siennes propres. Le débat est maintenant ouvert ! Pour saupoudrer de légèreté et d'humour cette dernière observation clinique, j'encourage chacun à revoir le truculent film de Woody Allen, *Zelig*, qui traite spécifiquement du symptôme mimétique.

Aux sources des désordres ordinaires de la marche

L'enfant assure seul les débuts et la totalité de son apprentissage de la marche. Il fait comme il peut, avec une construction motrice instinctive, ni guidée ni dirigée par l'adulte, et généralement entravée par la présence de couches.

De fait, le programme d'apprentissage de cette motricité, mis en place et développé en quelques mois par l'enfant, peut contenir certaines « anomalies ». Ce sont les effets de ces erreurs de construction sensitivo-motrice que l'on observe plus tard chez l'enfant ou l'adulte.

La place de la première impulsion motrice

Hors de tout antécédent traumatique, la cause initiale des troubles courants de la marche porte sur l'existence d'une première impulsion de marche qui ne démarre pas du bon endroit et dont le siège est anormal, et ce, constamment.

Les désordres secondaires de la marche sont adaptatifs, ce sont des ajustements erronés de la motricité.

Les troubles proprioceptifs et sensoriels

Les plus récents modes d'exercice de la vie professionnelle et la culture de l'image nous éloignent d'une attention bienveillante envers soi et de l'écoute subtile des troubles de notre proprioception. Cependant, le défaut de conscience proprioceptive existe bel et bien pour bon nombre d'entre nous, aggravé par la station assise prolongée, l'utilisation abusive des outils de l'image, les séquelles de pathologies sensorielles et orthopédiques, des traumatismes variés de l'existence, le manque d'information sur le sujet. Certaines formes de déficiences auditives se développent avec l'utilisation abusive et excessive des oreillettes d'écoute musicale, les nuisances sonores des villes, les incivilités de voisinage, la permanence des travaux publics et privés. Les déficiences visuelles se développent par l'utilisation non contrôlée de tous les outils de l'image : télévision, ordinateurs, iPod, iPhone, etc.

Ainsi, les personnes atteintes plus spécifiquement de troubles proprioceptifs disparaissent dans la masse. De plus, ces troubles ne sont pas pour elles un motif de consultation chez le médecin généraliste. Au fond, tout peut nous laisser croire que l'équilibre du corps en bonne santé dépend d'un choix et d'une prise de conscience individuels. Et, *in fine*, c'est bien la rt heureusement et pour les plus avertis, nt de la psychanalyse a provoqué la naissance de certaines pratiques corporelles, apparues au même moment en Europe, au début du XXe siècle, se consacrant avec subtilité et intelligence à l'amélioration de la connaissance par le corps, de l'humain, du corps lui-même, de ses ressources et compétences proprioceptives. Ce sont, pour les plus célèbres, les méthodes de Moshe Feldenkrais (1904-1984), de Gerda Alexander (1908-1994), la gymnastique de Lily Ehrenfried (1896-1994), la méthode globale de Frederick Matthias Alexander (1869-1955). L'ostéopathie, nouvelle pratique de santé née en juin 1874 aux États-Unis, est contemporaine de toutes ces découvertes. Elle fut inventée douze ans avant la psychanalyse par Andrew Taylor Still (1828-1917). Toutes ces pratiques nous ont donc très récemment enrichis d'un possible recours à l'éducation proprioceptive pour trouver un meilleur équilibre psychosomatique.

Le travail sur la marche portante et le développement de la conscience proprioceptive sont dans la lignée de cette culture, au même titre que l'haptonomie aujourd'hui, visant au développement d'une grande présence de soi au monde et d'une meilleure qualité de la santé.

Le subtil processus d'amorce de la marche portante

La marche est toujours précédée d'une activation des muscles posturaux qui anticipe l'amorce des mouvements. Ces prémouvements, que j'ai nommés « impuls », sont appelés par certains auteurs anglo-saxons « le feedforward » ou système en boucle ouverte. Les impuls créent des ajustements posturaux anticipés qui témoignent d'activités motrices précédant tout mouvement.

Certaines études anglo-saxonnes, comme celle de Carlo Frigo et Paola Crenna en 1991, entrent dans le détail et montrent que le mouvement cinétique d'amorce de la marche ordinaire est constamment précédé d'une activation du muscle tibial antérieur et d'une inhibition conjointe du muscle soléaire.

Le jeu alterné de l'activation et de l'inhibition motrice est subtil et fragile, il s'érode avec le temps et l'âge. C'est au sein du programme ordinaire d'amorce de la marche et de l'impulsion habituelle du premier pas que se produisent régulièrement des erreurs synergiques, sensori-motrices, responsables des chutes.

Pour cette raison, la phase de démarrage est particulièrement dédiée, sollicitée et stimulée dans le programme utilisant la marche portante. Cette programmation développe une sensation consciente de l'amorce du mouvement. Tout le programme procède de propulsions : la mise en charge du corps vers le pied propulsant se déroule à partir d'une poussée latérale de l'autre pied. Ces propulsions s'enchaînent : une poussée latérale d'un pied qui déplace le corps tout entier sur l'autre pied, qui assure à son tour une poussée propulsive vers l'avant lorsque celui-ci dispose du plein appui vertical et postural de l'ensemble du corps, c'est-à-dire de la sensation d'un aplomb presque parfait entre le sommet du crâne et le pied portant-propulsant.

Ce mouvement d'amorce initiale bien intégré, donc bien incorporé, permet au patient de ressentir pleinement la qualité et la sécurité d'une amorce

Visualisation du jeu des orteils dans le processus

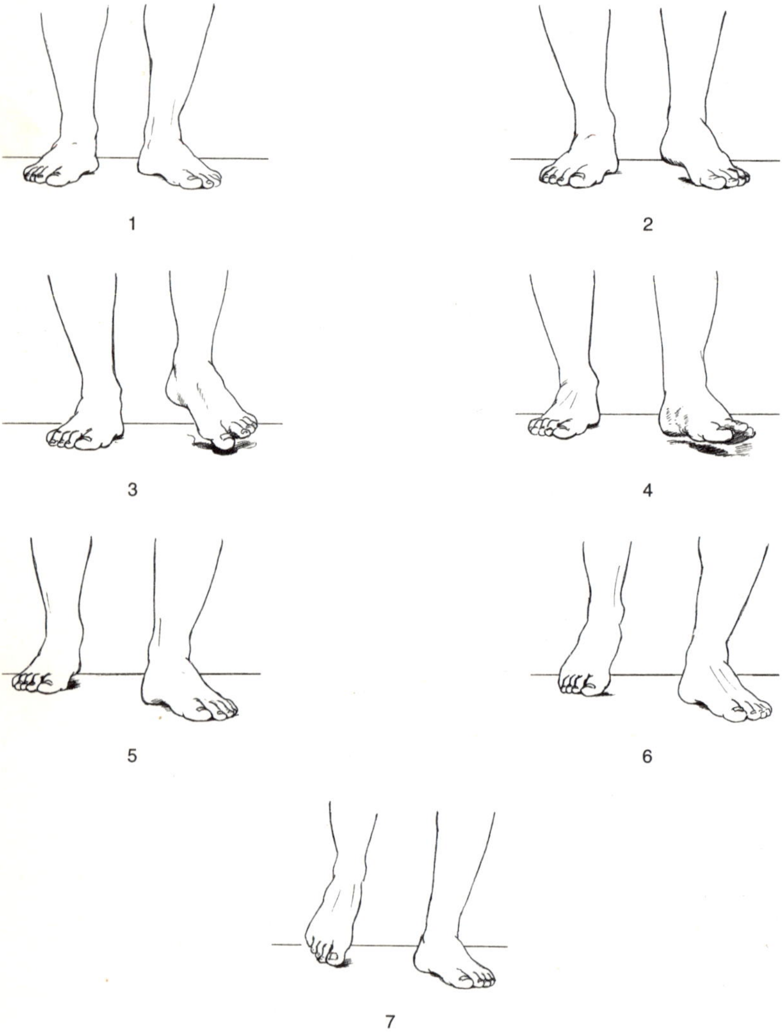

Démarrage propulsif par le pied **droit**

Description d'un démarrage propulsif par le pied droit : Dessin n° 1 : position à l'arrêt. **Dessin n° 2** : la poussée des 4ᵉ et 5ᵉ orteils gauches propulse le corps vers un aplomb sur la droite. **Dessin n° 3** : contrôle total de l'équilibre de l'aplomb sur le côté droit par les fléchisseurs des orteils et du pied droit ; le pied gauche est aérien. **Dessin n° 4** : *idem* pour les orteils du pied droit qui contrôlent l'équilibre ; le pied

subtil d'amorce de la marche portante

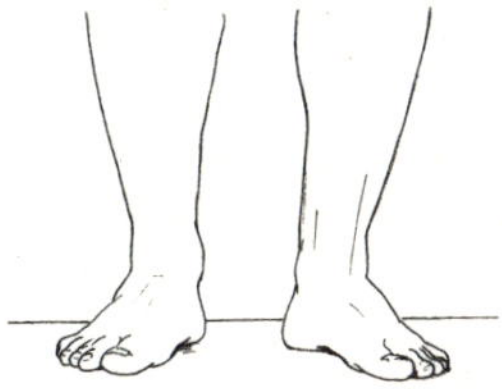

1'

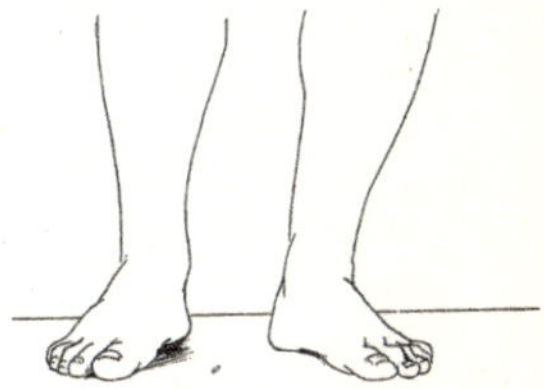

2'

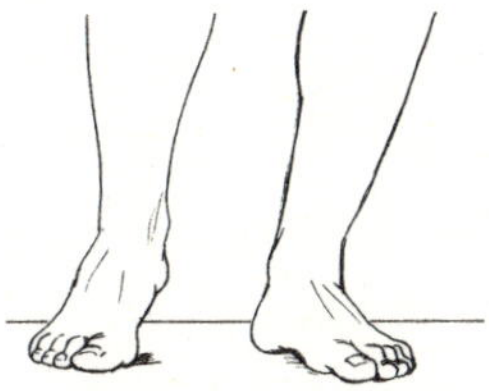

3'

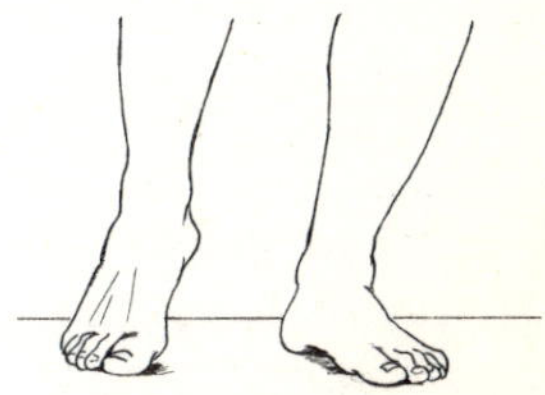

4'

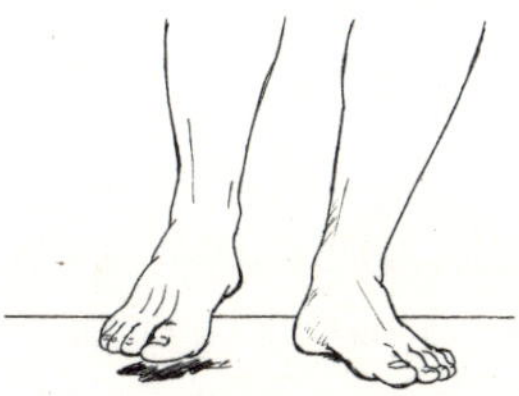

5'

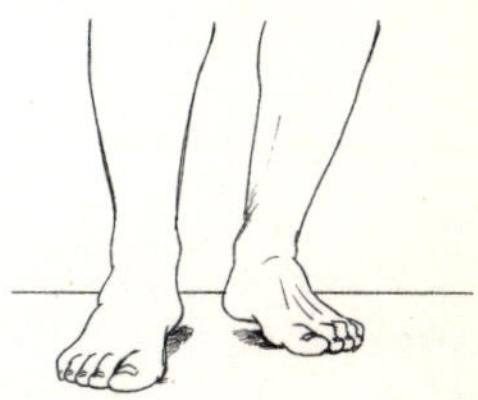

6'

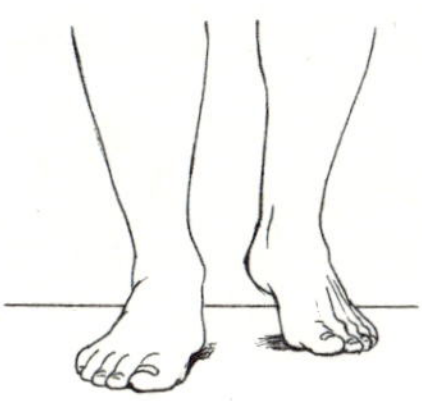

7'

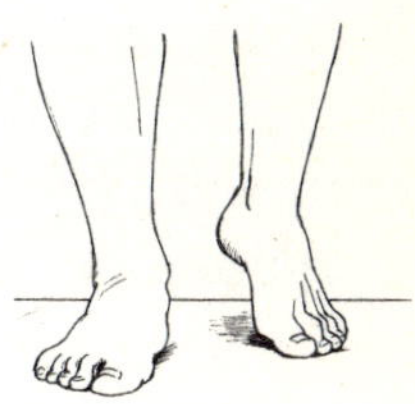

8'

Démarrage propulsif par le pied **gauche**

gauche va se poser presque à plat. **Dessin n° 5** : les orteils du pied droit démarrent la propulsion ; le pied gauche se pose à plat. **Dessin n° 6** : la propulsion par l'ensemble des orteils est totale et maximale. **Dessin n° 7** : la propulsion des orteils se finalise par la poussée des trois premiers orteils ; la jambe droite est en extension presque totale ; l'aplomb du corps est assuré et stabilisé sur le côté gauche du corps.

plantaire fiable et la stabilité d'une marche propulsante. Il doit pouvoir normalement s'exécuter indifféremment à partir de chaque pied.

Voyons maintenant ce qui permet de stabiliser l'équilibre de la marche : le tonus, les mains, les orteils.

Le rôle du tonus abdominal et pelvien

Le tonus de base abdominal n'a pas de lien avec la force musculaire de la ceinture abdominale. Il intervient déjà pour nous soutenir dans une juste verticalité en position assise ou encore debout, nous évitant ainsi d'être simplement portés par le rachis lombaire et le sacrum.

La sollicitation, le recrutement de ce bon tonus de base permet de modifier immédiatement et avec précision la station debout et globalise l'appui et la répartition des appuis sur l'ensemble de la voûte plantaire.

Pendant la grossesse, la sollicitation de ce tonus de base abdomino-pelvien et périnéal permet à la femme enceinte de mieux porter son bébé et, après la naissance, de porter son enfant en lui faisant ressentir la présence de la base du parent mais aussi sa verticalité tout entière, lors de ses déplacements. De cette façon, elle lui fait sentir en temps réel sa marche et sa présence. Dans les consultations les plus courantes en ostéopathie, ce travail de sollicitation du tonus de base abdomino-pelvien et périnéal sert à globaliser la sensation d'une marche portante et légère. C'est en quelque sorte la seule façon d'associer le porté pelvien au prolongement abdominal pour obtenir l'érection

La présence d'un bon tonus abdominal et pelvien.

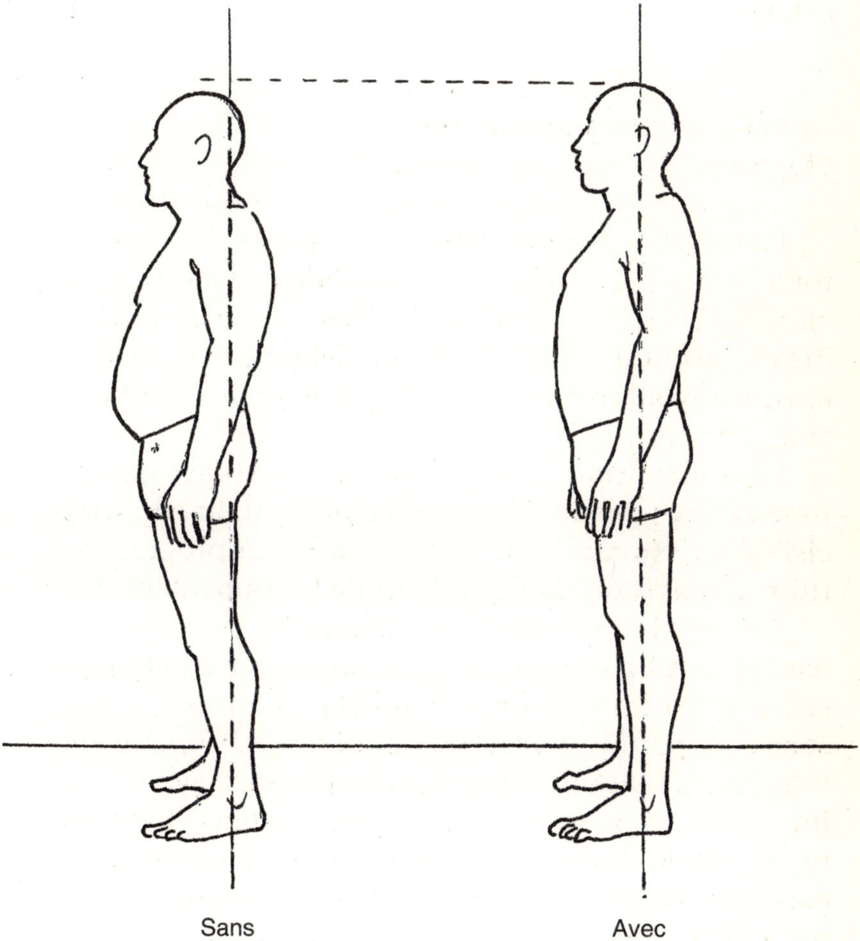

thoracique, essentielle dans le traitement de douleurs dorsales et scapulaires.

Ainsi, c'est le tonus contenant de la sphère abdominale basse, du bassin et du périnée qui permet au diaphragme thoracique de trouver un point d'appui tel qu'il est aisé pour le rachis cervico-dorsal de se redresser.

Le recrutement conjoint du tonus de base abdominal et de la présence du jeu des orteils stimule *le réflexe de relèvement du regard*. Ce processus réflexe est fondamental dans le travail de prévention des chutes.

Comment les mains nous permettent de bien marcher

Il existe une « boucle tonique œil-mains-pieds » qui assure l'harmonisation du tonus global du corps lors de la marche. Dans les séances de reprogrammation par la marche portante, le développement de la présence spatiale des deux mains est un processus central, car il renvoie au sentiment d'entièreté et de légèreté. Le recrutement de la présence des deux mains permet au sujet de percevoir l'espace tout entier et, conjointement, sa corporalité.

L'absence des mains au cours de la marche est vite repérable. Elle révèle une certaine forme de non-présence chez un sujet. La non-présence d'une des deux mains au cours de la marche provoque la *réduction de l'espace latéral de marche*. Ce phénomène s'accentue lorsque les deux mains sont totalement absentes et passives dans le geste de marche courante. Plus subtilement, c'est la présence des deux mains dans le processus de la marche qui assure le mouvement harmonieux des deux épaules.

Ce n'est en aucun cas le mouvement des bras qui garantit la fluidité des mouvements des deux épaules – bien au contraire. Lorsque le mouvement est initié par le jeu alterné et automatique des deux bras, le mouvement est dysharmonieux et la marche saccadée.

Le jeu déterminant des orteils

En l'absence d'une participation minimale du contact de la pulpe des orteils avec le sol, dans le mouvement de propulsion, la masse musculaire plantaire ne travaille presque pas (1,5 sur une échelle de 0 à 5). Ainsi, lorsque l'ensemble des muscles fléchisseurs des orteils n'est pas stimulé ni recruté dans les contrôles directeur et stabilisateur exercés par le pied et la cheville au cours de la marche, les informations proprioceptives diminuent et favorisent les mécanismes de chutes et de perte rapide de l'autonomie de marche chez le sujet vieillissant.

Individuellement, chacun de ces éléments cliniques est souvent présent dans les désordres courants de la marche.

Les marches « pathologiques »

Le travail sur la marche portante nécessite de pouvoir pratiquer un diagnostic d'exclusion, c'est-à-dire de pouvoir reconnaître et faire la différence entre une pathologie neurologique grave affectant la marche et un désordre fonctionnel handicapant de la marche.

Souvent singulières, l'identification des marches dites pathologiques permet de sélectionner les méthodes thérapeutiques qui s'y réfèrent et, pour ce qui nous concerne, de recourir le cas échéant à l'aide d'une reprogrammation de la motricité de marche.

La *marche ébrieuse* s'observe dans les atteintes du cervelet et des voies cérébelleuses. Elle ressemble à celle d'un homme ivre, s'écartant de façon aléatoire d'une ligne droite ; l'écart entre les deux jambes (polygone de sustentation) est largement augmenté, la marche est irrégulière. Elle signe une ataxie cérébelleuse motrice.

La *marche festonnante* est la conséquence d'atteintes des noyaux vestibulaires ou du nerf vestibulaire. Dans ce cas, le sujet marche en partant d'un côté, droit ou gauche, et tout son corps se penche du même côté pour tenter de rattraper le déséquilibre. C'est le signe d'une ataxie labyrinthique.

La *marche talonnante* correspond à une atteinte des voies de la sensibilité proprioceptive consciente. Le patient lance brusquement la jambe en avant, le pied percutant le sol lourdement et bruyamment.

La *marche du marécage* correspond à une atteinte des régions préfrontales, bilatérales et cortico-sous-corticales. Le patient marche comme s'il se déplaçait dans les eaux boueuses d'un marécage, soulevant anormalement les pieds et les jambes, comme si ses pieds restaient collés à la matière du sol. Cette pathologie est aussi appelée astasie-abasie ; le patient ne présente aucun déficit moteur, mais il ne semble plus pouvoir ni se tenir debout, ni marcher.

Dans la *marche en fauchage,* le sujet marche avec une jambe raide, en extension totale, et décrit un mouvement de cercle concentrique à concavité intérieure partant de l'arrière et revenant vers l'avant. Ce mouvement est exécuté par la hanche. Pour finir, le pied est ramené en avant et racle le sol par la pointe et le bord externe du pied. Ce mouvement reproduit celui du paysan qui coupe les blés avec une faux. Le mouvement de marche en fauchage est caractéristique d'une hémiplégie spastique.

Dans la *marche en double fauchage*, le mouvement de fauchage porte sur les deux membres inférieurs. Il est caractéristique d'une marche paraparétique.

La *marche à petits pas* et la *marche festinante* caractérisent la marche dans la maladie de Parkinson. Dans cette pathologie, le démarrage de la marche est lent, quelquefois accompagné de piétinements sur place. Une fois lancé, le patient se déplace à petits pas lents et traînants, le tronc fléchi en avant, le balan d'un ou des deux bras disparaît. D'autres fois, la marche à petits pas s'accélère, d'où son nom de marche festinante.

La *marche sautillante* est une claudication intermittente, spastique, d'origine médullaire. Dans cette maladie, les pieds semblent ne plus quitter le sol, raclent celui-ci par la pointe et le bord externe du pied.

La *marche dandinante* rappelle la marche du canard. Cette atteinte de l'exécution de la marche est propre aux myopathies. L'atteinte des muscles moyen-fessiers est telle que le bassin, qui n'est plus soutenu du côté de la jambe portante par ces muscles, retombe à chaque fois sur le côté opposé, entraîné par le poids du membre ballant. Pour maintenir l'équilibre précaire de la marche, le tronc s'incline en avant sur la jambe d'appui. Le patient marche avec les reins fortement cambrés en lordose, le tronc et la tête rejetés en arrière. Souvent, cette marche pathologique s'accompagne d'un double steppage des pieds.

La *marche steppante* a été décrite pour la première fois par Charcot. Dans cette marche, la personne semble soulever exagérément le genou comme pour monter une marche d'escalier alors que le pied est balan, en position de flexion plantaire. Cette terminologie d'origine anglaise (*footdrop gait* ou *steppage gait*) vient du fait que ce mouvement ressemble au cheval au pas. Cette marche atteste d'une atteinte des muscles de la loge antéro-externe de la jambe (releveurs du pied et de la cheville) dans les cas d'une paralysie périphérique du nerf sciatique poplité externe. L'atteinte bilatérale des deux jambes est le signe d'une polynévrite.

Dans la *marche lacunaire*, les troubles sont les mêmes que dans la maladie de Parkinson, mais le mouvement des deux bras est conservé. Cette affection est souvent le résultat d'un accident vasculaire cérébral.

La *marche de rétropulsion* est un des symptômes des lésions neurologiques des lobes frontaux. Le patient semble ne plus savoir marcher et ses deux pieds restent comme collés au sol. Une des manifestations de la forme grave de cette atteinte est la rétropulsion, ce qui signifie que le patient part en marche arrière. Cette maladie est également appelée l'astasie-abasie trépidante. La marche en rétropulsion s'observe aussi dans la marche dite somatomorphe, où elle prend des formes plus théâtrales et spectaculaires.

La *marche en Trendelenburg* est une boiterie qui s'observe dans les pathologies de hanche et dans les paralysies du muscle moyen fessier. Dans cette marche encore appelée boiterie de Duchenne, on assiste à un abaissement du bassin du côté opposé à l'appui, là où siège le déficit du muscle. Les épaules et le tronc se penchant du côté de la lésion pour garantir une certaine forme d'équilibre.

La *marche saluante* est le signe d'une coxarthrose ou d'une paralysie sciatique de type L5-S1. Dans ce type de marche, le patient plie légèrement la jambe douloureuse et le tronc suit le mouvement en s'inclinant du même côté. Cette marche ressemble à une salutation.

Nous le constatons, en neurologie, les descriptions cliniques de la marche sont teintées d'une grande poésie pour nous décrire ces maladies du système nerveux central ou périphérique ou simplement des affections arthrosiques. Grâce aux neurologues les formes les plus variées des affections de la marche pourraient largement enrichir le vocabulaire de la littérature, la marche devenant tour à tour ; chancelante, dandinante, en ciseau, hélicopode, titubante, traînante, pendulaire, hystérique, précautionneuse, sénile, etc. Les descriptions neurologiques des troubles graves de la marche humaine et de la motricité nourrissent assurément l'imagination et la caricature, alors qu'une marche dite normale ne méritera jamais, de nos jours, la moindre description littéraire, même romantique ! En 1833, cependant, un certain Honoré de Balzac publiait une *Théorie de la démarche*. Dans cet essai clinique très documenté, il faisait une caricature sociale et humaine acerbe de son époque en décrivant presque scientifiquement l'attitude gestuelle des marcheurs, ses contemporains, célèbres ou anonymes.

CHAPITRE 4

La marche qui porte et qui soigne

Au démarrage, le sujet est debout, en équilibre sur ses deux pieds plus ou moins parallèles. Il effectue un léger balancement du corps de droite à gauche, ou inversement. À cet instant, il trouve l'appui et l'aplomb global de son corps, d'un côté, sur une jambe, peu importe laquelle, droite ou gauche. Cette jambe sera la jambe d'impulsion et de propulsion. Dès ce moment, il existe un aplomb parfait entre le crâne, la hanche et le pied portant (l'autre étant déjà décollé en partie du sol).

C'est précisément depuis ce pied porteur et au sein de cet aplomb que doit débuter l'impulsion, le premier travail de propulsion du pied qui portera l'ensemble du corps vers l'avant.

Toute la poussée et le développement du pied porteur se déroulent alors que l'autre pied est aérien et prépare son arrivée au sol (sans que la jambe soit jetée vers l'avant). De cette façon, le sujet « atterrit » sur l'autre pied, lequel se pose alors presque totalement à plat (sans talonnade), dans un second aplomb parfait.

Ce moment est extrêmement important, car il définit à lui seul toute la synchronicité de la marche.

Ainsi, le pied de réception ne peut se poser au sol, à plat, que si le développement propulsif de l'autre pied s'achève par la poussée des orteils. Lorsque cette synchronisation de la fin de la propulsion du pied arrière avec la réception, à plat, du pied « de devant » ne se produit pas, toute la marche est disharmonieuse. Elle témoigne alors, soit d'une marche à petits pas raccourcis, soit d'une initialisation de l'impuls de marche au niveau des genoux, soit encore d'un non-travail d'agrippement des orteils.

Le temps et la durée du développement du pied propulsant sont essentiels pour la propagation du mouvement vers le bassin et l'ensemble du rachis.

Cette phase est réussie grâce à l'implication du travail dynamique et tonique de tous les orteils. On peut d'ailleurs comparer l'importance du jeu des orteils dans ce travail à celui des doigts dans la poignée de main.

Dès lors que le jeu des orteils existe, le mouvement des épaules est plus important.

Durant toute la période de développement du pied propulsant, l'ensemble du membre inférieur propulsant se porte en extension, dans un véritable étirement, sans que l'on puisse parler ici d'une contraction active.

Cette extension-étirement du membre inférieur correspond plus à une tension isométrique simultanée des muscles fléchisseurs et extenseurs du membre inférieur propulsant qu'à une véritable contraction de type isométrique des muscles. L'articulation du genou est d'ailleurs dans une position d'extension anatomique presque totale.

Dans ce mouvement, seul le pied propulsant est actif. Il porte à lui seul toute notre verticalité.

Cet aspect est particulièrement intéressant, dans les cas de défauts de la plasticité des aponévroses jambières de toute la chaîne musculaire postérieure du membre inférieur. Dans chaque mouvement de propulsion, l'étirement de toute la chaîne musculaire postérieure sera maximal bien avant que le calcanéum ne se soulève. Cet étirement dynamique vient solliciter et corriger, sur chaque pas, la perte de la plasticité élastique des aponévroses jambières. Nous pensons bien sûr ici à l'intérêt de ce travail dynamique, qui permet, même modestement, de solliciter l'élasticité de certains tendons d'Achille trop courts.

L'étirement du plan poplité de la jambe propulsante assure enfin une durée parfaite du mouvement de propulsion du pied. Lorsque ce temps utile de « déploiement » du pied est réduit, le pas est trop court, et ce, quelles que soient les vitesses de marche.

Le déroulement cinétique de cette marche propulsante a bien d'autres conséquences et effets positifs, en particulier la sollicitation dynamique et le recadrage de l'équilibre postural vers la région centrale de l'abdomen.

En revanche, dans une marche non propulsive et dans les cas où certains patients présentent une déhiscence de la ligne blanche, le rachis lombaire est sursollicité et reçoit des efforts transmis par le membre inférieur *via* le bassin et les articulations coxo-fémorales.

Par le jeu des transferts mécaniques, le rachis lombaire reçoit sur chaque pas des contraintes vibratoires traumatiques transmises par les articulations sacro-iliaques vers l'espace des apophyses articulaires postérieures des vertèbres les plus basses, sources de douleurs d'effort et de marche.

Dans le contexte d'une marche anormalement talonnante, le rachis subit également des chocs et opère un mouvement d'hyperlordose très problématique qui se solde souvent par des lombalgies à la marche.

Dans les marches les plus talonnantes, on peut fréquemment constater l'existence de mouvements de balancement latéral du thorax. Ces mouvements sont anormaux et sont souvent la cause de l'apparition de pathologies lombaires graves comme les spondylolisthésis.

On peut comprendre sans effort ni connaissance en anatomie qu'au cours d'une marche non propulsive, le rachis lombaire transmet anormalement tous les mouvements vers la région dorso-thoracique puis l'espace cervico-nucal. Ce transfert mécanique lombaire se fait alors verticalement très en arrière du corps vertébral, donc anormalement.

En définitive, une marche propulsive garantit le transfert normal de l'effort de marche dans la région centrale de l'abdomen.

La pratique de la marche propulsante permet d'envisager le traitement préventif de deux autres pathologies : la coxarthrose débutante et la tendinite du moyen fessier.

La propulsion provenant de la poussée du pied postérieur provoque le balancement du mouvement de la hanche du côté propulsant vers l'autre hanche. Ce mouvement correspond en réalité à un transfert horizontal, plan et oblique, qui suit une trajectoire diagonale d'une hanche à l'autre. Ce mouvement est totalement différent d'un déhanchement qui comporte en lui-même un relâchement des muscles externes et profonds de la hanche et du moyen fessier.

Le transfert plan et diagonal du mouvement d'une hanche à l'autre se déroule sans le relâchement de ces muscles et assure le transfert de l'aplomb du corps de l'arrière vers l'avant.

Ce mouvement renvoie une sensation très agréable d'étirement des muscles externes de la hanche, ce qui soulage les tendinites du moyen fessier. Par ailleurs, il sollicite subtilement, et sur chaque pas, l'articulation de la hanche. On le sait, les premières manifestations d'une arthrose de la hanche (coxarthrose) sont des limitations mécaniques qui touchent aux amplitudes de l'abduction et de l'adduction de l'articulation. La douleur, quant à elle, est souvent projetée et se situe au niveau du genou.

Le mouvement propulsant de la marche portante devient un excellent outil pour entretenir la fonction articulaire de la hanche. Ainsi, le mouvement de va et vient en diagonale plane explore en appui l'abduction et l'adduction articulaire, ce qui permet de solliciter une grande partie des surfaces articulaires de la hanche. Cette exploration gestuelle et proprioceptive spécifique de la marche portante est indispensable dans les soins donnés pour prévenir l'aggravation d'une coxarthrose débutante. Très sécurisante, elle permet au patient d'entretenir son capital articulaire, en dehors d'autres soins efficaces comme la kinébalnéothérapie ou la correction préventive de toutes les stations assises.

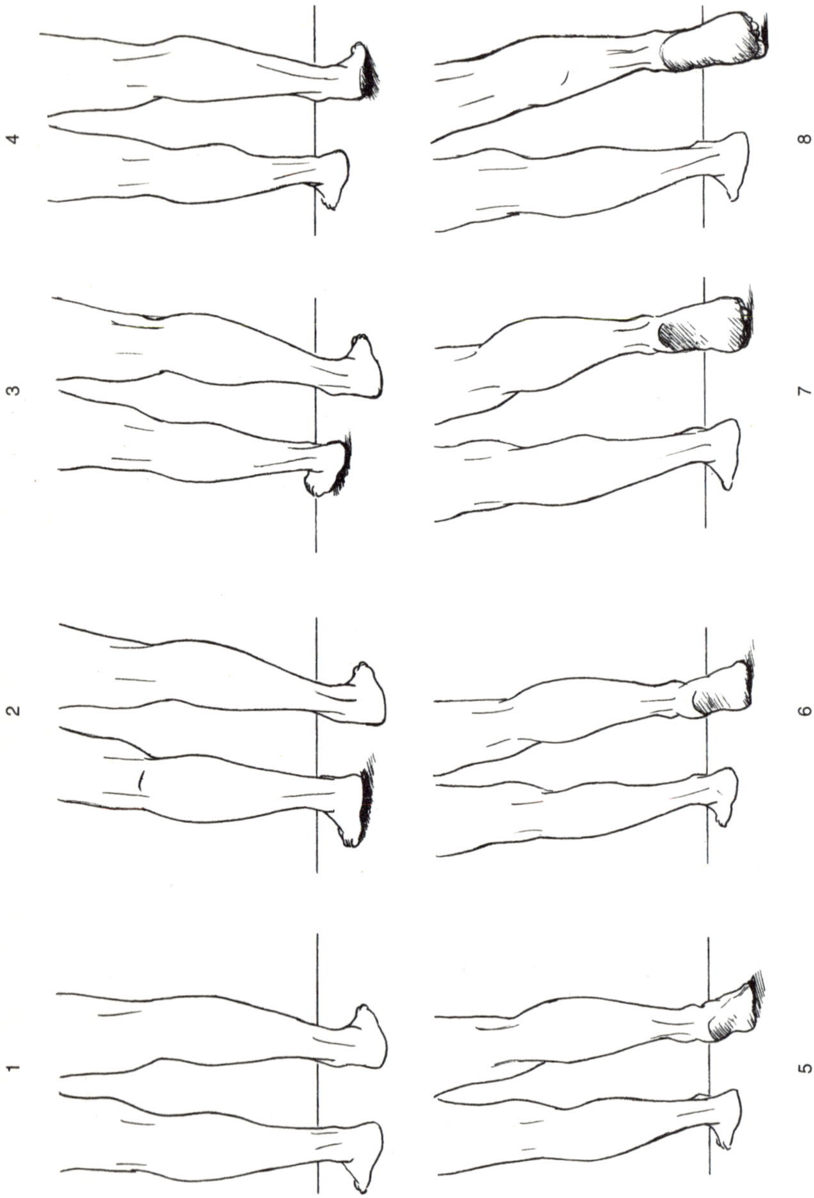

Propulsion de la marche portante. Vue de dos.
Démarrage par le pied droit.

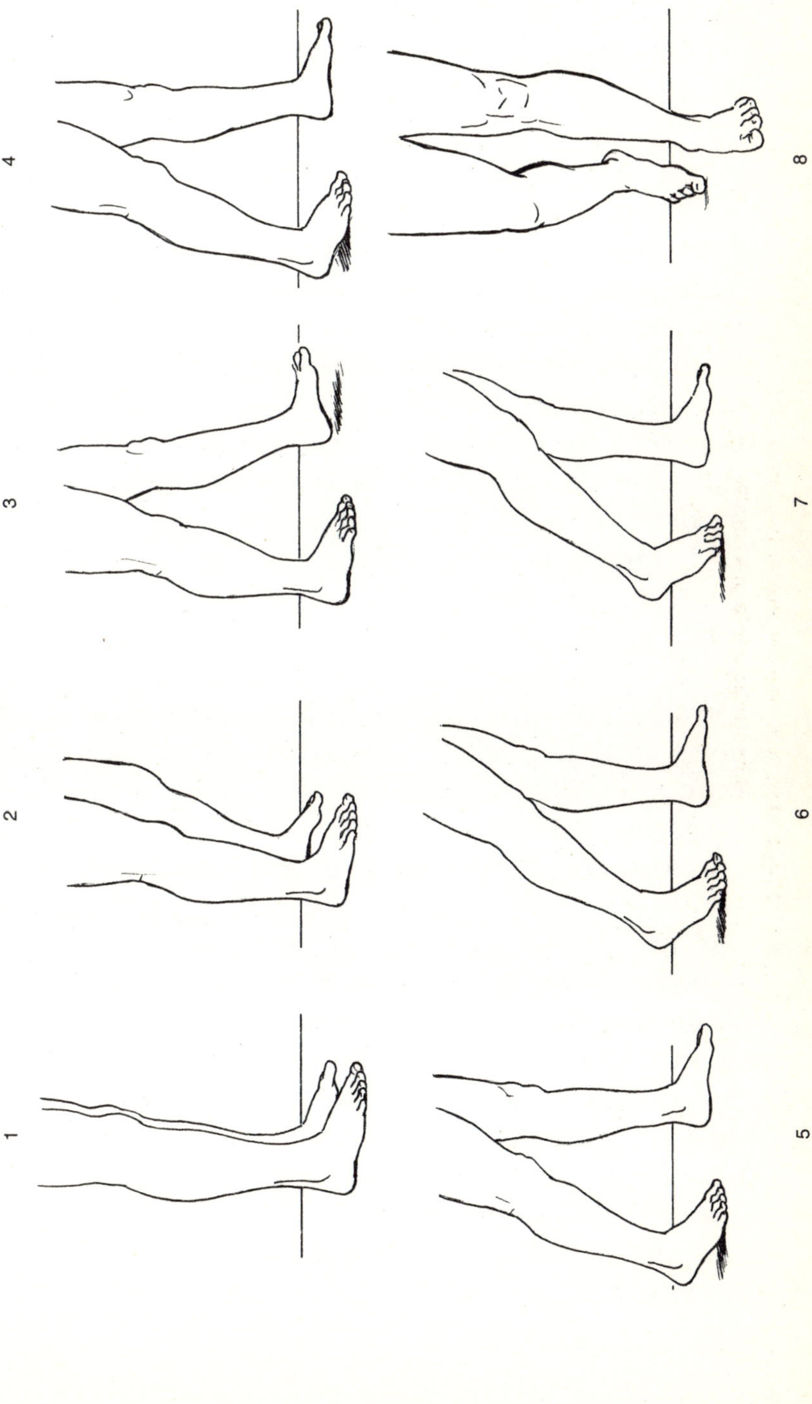

Propulsion de la marche portante. Vue de profil et de face.
Démarrage par le pied droit.

Le mouvement propulsant change toute la biomécanique de la marche

En tout premier lieu, le tonus global du membre inférieur propulsant se transmet directement et à l'identique, au tonus abdomino-pelvien, de sorte qu'il existe une continuité du tonus entre le pied et le diaphragme thoraco-abdominal. C'est un peu comme si la poussée remontait directement vers le diaphragme et comme si, de ce fait, nous avions une sorte de poussée conique harmonieuse dont la pointe se situerait au niveau du pied et la base se matérialiserait par les deux coupoles du diaphragme.

L'intérêt de ce mouvement réside dans le placement centro-abdominal de l'effort de poussée qui, dès lors, ne passe plus par le rachis lombaire, mais par le centre de la sphère abdomino-pelvienne, laquelle se retrouve contenue par un bon tonus de base, homogène, entre le pied de poussée et le plan antérieur du thorax.

Nous pouvons, en second lieu, envisager toute l'importance d'un tel mouvement dans la protection contre les sollicitations mécaniques hasardeuses qui s'exercent dans le cadre des pathologies de type spondylolisthésis. L'allègement économique des contraintes s'exerçant sur les apophyses articulaires postérieures vertébrales se fait alors en faveur de l'espace antéro-précorporéal des vertèbres lombaires. L'effort transmis devient centro-abdominal par un déplacement, une translation antérieure, ou plus grossièrement par un transfert de l'effort vers le milieu du corps.

Cette nouvelle approche biomécanique permet de revisiter le travail diagnostique et thérapeutique propre à certaines pathologies du pied et de la cheville dont les origines peuvent être fonctionnelles.

Dès lors que l'examen clinique et les projets thérapeutiques concernant le pied et la cheville d'un patient se font en dehors de tout examen préliminaire du schéma moteur de la marche, les pathologies du pied et de la cheville sont généralement considérées comme un préambule aux désordres de la marche.

En revanche, il n'est pas contradictoire d'envisager aujourd'hui la possibilité que la marche, lorsqu'elle s'est mal programmée, puisse être en elle-même à l'origine de la création de microtraumatismes biomécaniques simples affectant les pieds et les chevilles.

Ainsi, et sauf erreur de représentation, le pas est toujours envisagé par les orthopédistes et les rééducateurs à partir du pied avant et de son appui talonnier. Cette représentation est juste du point de vue de la traumatologie fonctionnelle classique, mais partielle et limitée si l'on reconsidère, à partir du schéma propulsant, les nombreuses possibilités et perspectives rééducatives d'une biomécanique du pas et de la marche.

Dans notre exploration clinique, ce n'est plus le pied avant qu'il est convenu d'observer, mais tout le travail des muscles fléchisseurs du pied et des orteils propulsants avec toute la richesse de ses possibilités dynamiques et plus globalement ses effets sur l'ensemble et l'entièreté de la posture d'un sujet en mouvement, sur sa proprioception.

CHAPITRE 5

Le regard, la motricité et la marche

Lorsque la première impulsion motrice est pathogène

Recevoir et soigner les patients depuis des décennies m'a permis d'observer l'incroyable variété de la motricité humaine et le caractère individuel de la première impulsion de marche : son siège, sa forme, sa qualité. J'ai ainsi pu constater que chez certains humains, l'amorce du mouvement global de la marche comme de l'ensemble de la motricité pouvait dépendre d'un contrôle excessif de la zone visuelle.

Physiologiquement, le premier « impuls visuel » est toujours normal et initiateur de la marche, il est toujours décisionnaire de la direction à prendre. Il se déclenche dans n'importe quel lieu, dans toutes les circonstances de vie, quelle que soit la luminosité. Hors de toute sensation consciente, c'est le premier coup d'œil qui décide généralement du chemin ou de la personne à suivre.

Mais cet impuls visuel n'est pas toujours normal, surtout lorsqu'il contribue, par ses débordements, à une forme de dictature relationnelle et pulsionnelle du regard sur la motricité. Le regard peut provoquer, dans certaines circonstances, des désordres du programme de marche et du contrôle de l'équilibre, sans pour autant que la vision binoculaire en soit affectée. De fait, les consultations de la marche obligent à étudier et distinguer d'un côté les désordres relevant de l'oculomotricité et de l'autre la dimension psychophysiologique de la vision, c'est-à-dire le regard.

Pour comprendre ces dysfonctionnements visuomoteurs, faisons un rapide détour par la toute petite enfance. Chacun de nous sait qu'un enfant assis à quelques mètres de l'adulte, lui tournant le dos et affairé à un jeu, est totalement capable d'avoir une grande présence à tout ce qui se passe autour de lui. L'enfant n'a pas besoin de regarder avec insistance un adulte dans les yeux pour l'écouter et l'entendre. Ce sont des règles éducatives et morales autant répressives qu'ancestrales qui ont institué certains de ces codes comportementaux et corporels comme normes relationnelles de bonne conduite. Ainsi, bon nombre d'entre nous ont reçu, enfants, pour consigne de politesse de fixer notre interlocuteur dans les yeux pour l'écouter ! En réalité, nous n'avons aucunement besoin de fixer quelqu'un dans les pupilles pour l'entendre, ça ne marche pas. Bien au contraire, cela parasite et limite la capacité de chacun à maintenir l'entièreté de sa présence, son écoute et l'harmonie de sa pensée. Cela ne signifie pas d'éviter le regard d'autrui au cours d'une conversation et de s'y dérober, mais au contraire de savoir poser son regard sur l'autre de temps en temps, donc avec une certaine plasticité oculomotrice.

Plus spécifiquement, l'« impuls » est un mouvement subtil, sans déplacement, fin mais énergique qui organise une série de prémouvements.

Ces prémouvements sont destinés à la préparation du mouvement global du corps en entier. Ce sont des mouvements neuromusculaires primaires. Ces mouvements primaires d'impulsion dessinent l'architecture gestuelle et tonique propre à chaque sujet. Nous l'avons vu précédemment, leur maturation neurologique se développe lors des réponses du tout-petit à sa vie de relation. Dans certaines circonstances, il peut arriver que tous les mouvements primaires se placent exagérément sous la dépendance du contrôle visuel d'une telle façon qu'il semble que toute la motricité et les mouvements du sujet soient guidés par le regard.

Cette configuration n'est pas rare, loin s'en faut, et les personnes affectées par cette prévalence pulsionnelle du regard en souffrent dans toutes formes de relation interhumaine comme dans leur motricité.

L'observation des impuls primaires et des mouvements archaïques qui précèdent la marche et la verticalité du tout-petit permet de comprendre qu'une motricité en construction peut être influencée, voire perturbée, par toutes les interférences et contraintes négatives et subjectives qui s'exercent sur le petit enfant ; nous en avons déjà un témoignage vivant et simple grâce à l'histoire de la consultation des jumelles Tess et Gina. L'histoire de Clothilde comme celle d'Alberto Giacometti viendront soutenir ce propos clinique.

Le porté du bébé et les soins à l'enfant permettent de développer avec justesse une qualité et un bon dosage des interrelations motrices et langagières de l'enfant avec celles de l'adulte, bien au-delà du regard. Toutes les situations ordinaires de la vie de relation de l'enfant et du parent contiennent une somme d'échanges d'informations sensitives et sensorielles qui participent à la maturation motrice et affective de l'enfant. Durant ces échanges, les compétences et incompétences motrices et sensorielles du petit se mettent en résonance avec les propres ressources sensitivo-motrices et psychiques de ses parents.

Certaines relations primaires entre le bébé ou l'enfant avec sa mère ou son père peuvent cependant aboutir, à l'insu de tous, à des désordres affectifs et somatiques pour l'enfant.

Cette configuration peut apparaître lorsque la mère souffre par exemple d'un état de dépression masquée, voire de mélancolie chronique. Je n'aborde ici que des difficultés qui affectent les échanges sensoriels entre la mère et l'enfant. Le trop ou l'absence de regard de la mère, plus largement des parents, sur l'enfant, alors que le contact corporel avec l'enfant est lui-même défaillant, c'est-à-dire non contenant, risque de créer chez le petit une insécurité structurelle qui peut se compliquer par une forme de césure entre sa propre zone visuelle et le reste de sa corporalité. Par la suite, dès ses premières tentatives de vie sociale, l'enfant va chercher à s'assurer sur le monde et son environnement, par le regard, mais excessivement. En réalité, le tout-petit va chercher des réponses visuelles à une forme d'incohérence entre ce qui se dit, ce qu'il sent, ce qu'il observe autour de lui, donc de ce qu'il éprouve de ses plus proches, donc du monde.

Lorsque les premiers échanges sensitivo-moteurs et affectifs ne sont pas cohérents, l'enfant rencontre plus de difficulté pour intégrer la cohérence de la consigne et pour lui donner du sens. Il risque de la sorte de s'engager dans un mécanisme de prospection visuelle pour découvrir et s'appuyer sur une cohérence perceptive. Tous ses apprentissages lui sont rendus plus compliqués. Parfois, pris par l'emprise de son propre regard, il ne peut plus accomplir plusieurs tâches simples en même temps, par exemple regarder, écouter et comprendre. Son propre processus primaire de sécurisation visuelle se transforme alors en un handicap, une arme qu'il retourne contre lui, à son insu. Avec sa curieuse et difficile façon de regarder, il peut apparaître comme un idiot aux yeux des autres et pour lui-même. Conscients et bien informés sur l'existence de cette clinique des désordres psychophysiologiques du regard, nous pouvons éviter aux enfants la survenue ou l'aggravation de cette césure du regard avec le reste de sa corporalité et sa psychomotricité.

L'enfant doit éprouver la présence structurante de l'adulte tel un paysage composé d'une constellation d'informations sensorielles harmonieuses à son adresse ; dans les échanges simples, quotidiens, ordinaires, là où le regard de l'adulte ne fera pas intrusion, mais simplement soutenir et justifier son geste, une parole.

Pour aller plus loin, mettons-nous dans la peau du bébé ou du petit enfant. Tous les contacts primaires d'échange réciproque du bébé avec ses parents sont instinctivement prévalents, dominants, par sa peau, au niveau des pieds, des jambes et de la base. En eux-mêmes, ces échanges précèdent chronologiquement les relations par le regard et le contact social par le jeu de ses mains. La base, les jambes et les pieds du bébé lui assurent le soutien d'une propulsion, un élan dynamique instinctif vers le sein dont il cherche la succion pour se nourrir et s'apaiser. Calmer le tout-petit devient facile dès lors que l'adulte le contacte avec présence et délicatesse par un soutien vertical contenant de ses petits pieds ou de sa base. L'enfant est alors à l'écoute de ce contact auquel il répond à l'adulte le plus souvent grâce au mouvement gracieux de ses orteils, avec quelquefois… un sourire spontané.

Le petit enfant a pour besoin vital d'être nourri et de ressentir une cohérence juste et équilibrée entre le contact, la parole, les gestes, les regards et les affects qui lui sont adressés ; il a besoin de la sorte et par l'expérience de son éprouvé d'identifier celui qui prend soin de lui et de s'attacher à lui. Le petit n'est pas en attente qu'on s'adresse à lui avec des mimiques grotesques et avec des voix débiles et inadaptées.

Pour avoir la confirmation, par l'éprouvé, de la justesse de ces situations, j'invite très souvent les parents lors des consultations à prendre la place du bébé ou du petit enfant en position allongée. Ils font ainsi l'expérience, pour eux-mêmes, de l'éprouvé de leur enfant dans les situations les plus ordinaires des soins ou du porté.

Attention donc à ne pas demander avec insistance à nos enfants de nous sourire. Le petit sourit quand il est heureux et joyeux, pas sur commande !

Pour bien démarrer sa vie, le petit enfant a besoin d'un tout, sans trop ni trop peu de regard maternel sur lui, avec un contact à sa corporalité en « ni trop ni trop peu », et avec une tendre affection à bonne et juste dose. Ces conseils, qui peuvent paraître simples, sont en réalité destinés aux jeunes parents et grands-parents qui cherchent eux-mêmes à se rassurer en explorant sans cesse, par le regard, comment se porte leur enfant.

N'oublions pas combien l'hégémonie de l'image et des outils de l'image comme l'ordinateur ou la télévision, les iPod, influence nos vies. L'importance du paraître dans notre société ne l'est pas moins. Nos modes de pensée, nos réactions émotionnelles et notre psychisme sont totalement conditionnés neurologiquement. En 1966, dans *Fahrenheit 451*, François Truffaut dénonçait déjà vigoureusement cette dérive de la société.

Le système miroir

Les neurones miroirs sont une catégorie de neurones du cerveau humain situés dans l'aire de Broca et l'aire F5 du cortex. Ils s'activent au moment d'une action ou lorsqu'un autre humain, généralement proche, se prépare à exécuter la même action. D'un point de vue cognitif, ces neurones semblent être responsables de l'apprentissage par imitation.

Bien qu'ils aient été découverts en 1990 par l'Italien Giacomo Rizzolatti, c'est en 2010 qu'on s'est aperçu du rôle important qu'ils jouaient chez l'humain. Ces neurones permettent au bébé une compréhension empathique et spontanée des actions d'autrui, de la palette des gestes exécutés par telle ou telle personne de l'entourage. Tout cela se déroule dans les premières interrelations et interactions du bébé avec son parent. Ce complexe neuronal permet au tout-petit de projeter dans son propre système nerveux une représentation de l'action de l'adulte, que celle-ci ait lieu ou pas. Il saisit donc l'intention gestuelle. Lorsque le parent exécute les premiers gestes de soin, dans la répétition, le bébé active ses neurones particuliers, les éduquant à se préparer aux gestes, comme si, sur le plan neuronal, le bébé réalisait en lui-même les mêmes actions que le parent. C'est pour cette raison que ces neurones ont été appelés les neurones de l'imitation.

Contrairement aux contacts cutané et postural qui sont proprioceptifs, l'activation du système miroir démarre d'une stimulation visuo-motrice. Le tout-petit intègre le vécu et la destination d'une expérience motrice gestuelle ; expérience gestuelle et langagière qu'il fait sienne. Nous comprenons, sous l'éclairage des découvertes récentes des neurosciences, que nos tout premiers gestes de soin, qui s'adressent au tout-petit, doivent être commentés, nommés par le parent, comme s'il s'agissait de les lui adresser très précisément, à lui seul, sur l'instant comme après. Tous les échanges gestuels sont langagiers, la parole vient soutenir le langage gestuel et contribue de cette façon au développement du ressenti et de la présence de l'enfant. Tout en agissant, nous pouvons aisément nommer nos propres gestes à nos bébés, leur parler directement, avec une intonation normale et appropriée, en impliquant davantage le jeu de nos mains, donc de notre corporalité. Ce faisant et dans une empathie réciproque, nous les aidons à développer leur propre sentiment de sécurité de base.

Les conséquences pour l'adulte en devenir

Au cours des consultations, la motricité animée de certains adultes témoigne fidèlement de ce qu'elle était lors des premiers échanges. De la sorte, il est fréquent d'observer des mouvements primaires anormaux témoignant de stress précoces. Les débordements scopiques sur la motricité en sont l'illustration. Si nous n'en faisons pas le diagnostic, l'adulte peut procéder à des impulsions de marche anormales et traumatiques toute sa vie sans en avoir la moindre sensation. Ce diagnostic permet dans un deuxième temps des reprogrammations efficaces du regard dans l'agencement de la motricité. Un débordement de la pulsion scopique provoque un mouvement initial non cohérent et, par extension, l'incohérence de l'exécution globale du geste de la marche, des risques de chute. Tout se passe comme s'il se produisait une sorte de dissociation entre l'harmonie de la commande motrice et la plasticité du geste.

De fait, ces « dérapages » gestuels aboutissent par leur répétition à des désordres de la posture dynamique et à des contresens biomécaniques.

Dans la pratique, la marche de l'adulte ne peut être considérée et éprouvée comme portante qu'à partir du moment où elle procédera par impulsions successives à partir d'une première impulsion : la poussée propulsive du pied situé en arrière du corps. Si la première impulsion s'organise différemment, l'ensemble du squelette subit une erreur motrice, sensitive, proprioceptive, perceptive.

Pour intégrer et comprendre cette entité du geste, il faut en passer soi-même par l'expérience, l'expérimentation de cet ordre hiérarchique du mouvement de la marche, bien accompagné par un praticien formé à ce travail et à cette observation. Dès que la marche démarre et se prolonge par une série de propulsions précises, la sensation de la verticalité apparaît. De même, la perception de l'espace environnant existe et se développe, comme se développe le sentiment de la sécurité de base bien connu en haptonomie, plus particulièrement en périnatalité.

Pour ce qui nous intéresse, dans les consultations d'ostéopathie comme dans les pratiques de santé centrées sur l'orthopédie, l'intérêt n'est pas moindre, car l'amélioration de la perception spatiale concerne chacun de nos patients, surtout les moins jeunes. J'insiste sur ce point, car cette reprogrammation de la marche par la marche portante renforce la sensibilité motrice et proprioceptive des pieds et des membres inférieurs.

Si la marche est une activité automatique et non consciente, elle n'est pas dépourvue de sensations faiblement conscientes que nous pouvons largement stimuler et développer. C'est la raison pour laquelle l'apprentissage d'un nouveau schéma de marche s'inscrit dans le cadre d'un programme plus complet touchant au développement de la présence, de la conscience et de l'unité proprioceptive. La présence et la conscience proprioceptive sont accessibles à tout sujet et à tout âge. Ces acquisitions sont essentielles pour maintenir une bonne vitalité motrice et psychique chez nos aînés.

Pour des raisons physiologiques, l'humain ne peut pas contrôler sa motricité automatique, c'est impossible, ni la mentaliser, fort heureusement, et encore moins la placer sous l'hégémonie du regard. En revanche, il peut devenir mieux présent à la sensation de cette marche très agréablement légère, d'autant plus appréciée qu'elle ouvre le champ visuel et donne accès à de nouvelles perceptions spatiales. Dans certaines formes de débordement pulsionnel du regard, la motricité semble à tel point sous le contrôle de l'absence ou de l'excès de regard que la motricité paraît inhibée, dissociée. La marche portante permet de corriger considérablement ce mécanisme et, par là même, elle favorise un meilleur placement du regard dans l'espace.

In fine, tout se passe pour l'humain comme s'il était face à une alternative : soit marcher en propulsant et se sentir réveillé avec un tonus précis ; soit marcher de manière non propulsive, avec une présence moindre, voire faible, et surtout une sensation de se porter inexistante.

Quand le regard empêche de marcher

La marche et le regard peuvent donc ne pas faire bon ménage, ni bon commerce. Ainsi, dans la rue, par tout temps, si nous nous donnons la liberté et le temps d'observer nos contemporains, nous sommes frappés du nombre de personnes qui marchent avec la tête basse, penchée en avant, les yeux rivés au sol, le regard absent, perdus dans leurs pensées.

Dans ma consultation, je constate souvent le même phénomène. Un nombre significatif de personnes adultes présentent des désordres de marche provenant de troubles sensoriels dissociatifs et proprioceptifs, troubles qui affectent plus largement toute leur activité motrice. Dans leur grande majorité, il s'agit de perturbations concernant l'ajustement du regard. Plus précisément : des débordements sensoriels, en l'occurrence scopiques, qui ont été décrits comme des pulsions, c'est-à-dire des mécanismes partagés tout à la fois par le psychisme et le somatique.

De nombreux psychanalystes et philosophes ont parlé des pulsions scopiques : Freud, Lacan, Melanie Klein, Michel Foucault, Ginette Raimbault, pour ne citer qu'eux. Les patients dont je parle souffrent de difficultés motrices et ont une difficulté de regard qui peut prendre diverses formes : une absence de regard, un excès de regard, ou les deux à la fois, par alternance. Dans tous ces cas, il existe une césure somatopsychique entre le corps en mouvement et l'énergie du regard qui aboutit à désorganiser la motricité, la présence et l'entièreté de la personne.

Scopique vient du grec *scopein* qui signifie « regarder ». Chez ces patients, la fonction scopique, c'est-à-dire le regard, devient une pulsion qui règle et contrôle la qualité des relations et des mouvements corporels. La pulsion est une tendance, un mouvement inconscient ou instinctif qui conditionne et dirige l'activité d'une personne. Ce mécanisme, qui est à la base physiologique parce que discret et bref, peut devenir anormal dès lors que la sphère visuelle semble commander chaque geste tout en s'en dissociant. La motricité globale du corps témoigne de ce phénomène, car elle perd totalement sa fluidité et sa cohérence.

Cliniquement, cette prévalence du regard crée une tension verticale et rigide de la région cervicale et du crâne, prononcée et décelable dans la statique comme dans les déplacements. Plus subtilement, le regard du praticien subit l'emprise du regard du patient et, à son insu, le clinicien est soumis de manière dérangeante à l'injonction scopique du patient. Dans ses déplacements, la personne semble marcher sans toucher terre et sans posséder ni ancrage ni appuis plantaires stables. La sphère visuelle domine toutes les autres fonctions, y compris pour comprendre et entendre. Dans tous les cas rencontrés, le débordement pulsionnel scopique crée une désorganisation particulière de l'harmonie de la motricité et d'une observation cohérente du patient.

Traiter ces mécanismes physiopathologiques est possible, mais à la condition de respecter un protocole très particulier de soins. J'expose plus loin (chapitre VIII) les premières bases de ce travail, mais l'histoire de Clothilde, qui va suivre, témoigne déjà, et avec force, de la réalité des conflits initiés par des interférences pathologiques entre les fonctions motrices dynamiques et la fonction scopique.

Clothilde, trente ans, célibataire, est universitaire. Elle a de beaux et grands yeux verts, très écarquillés. Brune, le teint mat, elle est de taille moyenne. Sur le conseil d'une consœur homéopathe, elle vient me consulter pour une claudication, des douleurs vertébrales lombaires et dorsales chroniques. Bien qu'assez jolie, cette femme a une mimique disgracieuse. Son regard est fixe et inquiet, souvent absent. Ses yeux et sa tête se meuvent avant le reste de son corps, au point que tous ses déplacements, dans l'espace de mon cabinet, sont segmentés et hachés comme le seraient ceux d'un automate. Les difficultés gestuelles sont singulières pour cette jeune femme qui pratique assidûment l'expression corporelle, le taï-chi et la randonnée.

J'entame les soins pour la soulager de ses douleurs chroniques grâce à un traitement d'ostéopathie, sans pour autant pratiquer des gestes de manipulation vertébrale. Clothilde, en effet, a peur des manipulations et des ostéopathes, ayant gardé un mauvais souvenir d'une précédente expérience. Mais elle sait aussi que je procède différemment.

Puis, elle accepte que nous travaillions sur sa motricité. Progressivement, grâce à un patient travail d'accompagnement et d'éducation par la marche portante, elle découvre l'emploi agréable et sécure de ses pieds, jambes, mains, très motivée de pouvoir par elle-même ne plus être limitée par une boiterie, un corps douloureux manquant de dextérité et d'assurance. Ensemble, nous réussissons à harmoniser son acte de marche et, de fait, Clothilde sent que son corps peut non seulement la porter, mais aussi danser en marchant. Sa verticalité portante retrouvée, elle se rend compte qu'elle va bien, sans douleurs, ne se bloquant plus brusquement le rachis cervico-dorsal ou les articulations temporo-mandibulaires.

Clothilde commence alors à sentir qu'elle peut jouer avec ses tendances à désorganiser, par instants, sa verticalité dynamique et qu'elle peut au contraire la soutenir, l'équilibrer par la légèreté d'un bon tonus de vigilance. Elle sent aussi qu'elle peut déjouer la presque totalité des mécanismes visuels qui lui faisaient perdre son ancrage au sol et, par cela, sa verticalité. Nous réussissons à procéder à un assouplissement de ses excès de dirigisme visuel par un travail reposant sur des mouvements de déplacement sans blocage de son regard, en le rendant le plus mobile qui soit. D'une certaine façon, je lui propose de mobiliser son regard comme un point d'appui spatial, comme le font les pieds qui nous portent.

Avant cela, lorsqu'elle se déplaçait, Clothilde avait un regard très fixe, intériorisé, cérébralisé, comme si elle n'était que dans l'image de ses déplacements et qu'elle mentalisait quelque chose. De fait, il n'existait aucune unicité dans sa verticalité et ses gestes. Chacun d'entre nous peut d'ailleurs percevoir ce phénomène et sentir, au cours d'une promenade avec un ami, les instants fugitifs qui témoignent qu'il est « dans ses pensées ». Il s'agit d'une sensation de l'absence de l'autre. Pour Clothilde, c'était un phénomène important, permanent, un mécanisme invalidant qui désorganisait conjointement sa motricité et sa verticalité, l'empêchant de s'appuyer sur une bonne aptitude motrice de son corps pour se propulser. Telle une « chouette », à partir d'une impulsion des yeux, elle tournait la tête et son corps devait s'ajuster, pour s'envoler !

Depuis qu'elle a de nouveau touché terre, elle va bien. Ses douleurs céphaliques et rachidiennes ont disparu. Elle peut s'appuyer sur la présence proprioceptive de son corps, de laquelle elle était « coupée » par l'influence dominatrice de son regard. Elle ne boite plus. Sa mobilité globale est visible et la plasticité de sa motricité lui assure un sentiment de confort et sécurité. Grâce à ce travail, Clothilde peut enfin assurer ses enseignements sans être en permanence déstabilisée par ce qu'elle voit et lui fait peur. Car ce qui l'effrayait, c'était ce qu'elle projetait d'elle-même dans le regard de l'autre et par son propre regard. Il s'agit spécifiquement de mécanismes archaïques qui consistent à se mettre sous l'emprise du regard de l'autre. Sans le savoir, et tout en souffrant de ses effets, bon nombre de personnes comme Clothilde sont victimes de ce phénomène. Il est cependant possible d'y remédier pour peu de connaître les moyens thérapeutiques qui permettent de « reprogrammer la plasticité motrice du regard ».

Trop regarder et scruter, ce n'est pas voir !

Nous avons donc fait, Clothilde et moi, un très bon parcours thérapeutique, c'est-à-dire que nous sommes parvenus à déprogrammer la prévalence neurosensorielle de son regard en l'aidant à éprouver un sentiment de sécurité, hors du contrôle visuel, grâce à la sensation d'une verticalité bien portée et fluide. Ses difficultés probablement précoces sont maintenant derrière elle et sa vie professionnelle est positive. Mais sans travail autour de la pulsion scopique de cette patiente, il eût été impossible de corriger sa boiterie.

CHAPITRE 6

Développer la conscience proprioceptive

La proprioception est une fonction de notre organisme qui dépend d'un complexe neuro-anatomique, à la fois sensitif et moteur. Son existence permet de comprendre le rôle tenu par l'appareil musculo-squelettique du corps humain dans le contrôle de la posture, de l'équilibre et de la marche, hors du rôle de la vision et de celui de l'appareil vestibulaire.

Notre corps possède, à tous les étages, des récepteurs sensitifs capables de mesurer, pour lui-même et son environnement, les mouvements, leurs positions spatiales, la température, la douleur, la vitesse, les pressions mécaniques, etc. Ces somato-récepteurs mesurent, analysent ces informations et renvoient des messages adaptatifs aux muscles. Ils informent en permanence nos centres nerveux supérieurs et surtout la moelle épinière de la situation spatiale, statique et dynamique de l'appareil locomoteur. Pour l'heure, nous allons nous intéresser aux messages et réponses proprioceptives qui influent sur la marche.

Les organes de la proprioception

Les *muscles* contiennent les fuseaux neuromusculaires, récepteurs sensitifs parallèles aux fibres musculaires, desquels partent des fibres nerveuses appelées 1*a* et 2*a*. Ces fuseaux neuromusculaires, sensibles aux étirements, renseignent sur la longueur du muscle, sa position spatiale, la vitesse et la nature de ses contractions.

Les *tendons* sont équipés de récepteurs sensitifs appelés organes tendineux de Golgi. Situés aux extrémités des muscles, ces récepteurs transmettent des informations concernant l'état de tension centrale et périphérique des muscles, la qualité de leur contraction.

Nos *articulations* sont enveloppées d'une capsule et de ligaments qui possèdent leurs propres récepteurs, les corpuscules articulaires de Golgi, responsables d'informations concernant la position de l'articulation dans l'espace, la direction du mouvement.

La *peau* : d'autres somato-récepteurs sont également responsables des informations traitant du mouvement, ce sont les corpuscules de Pacini et les récepteurs de Ruffini. Les « mécanorécepteurs plantaires cutanés de Pacini », très riches au niveau du derme de la plante du pied, jouent un rôle primordial dans le contrôle et la sensation de la posture. Leur activité permet de comprendre que la peau constitue un des organes de la proprioception, parallèlement aux récepteurs musculaires, tendineux et articulaires.

La marche portante utilise très spécifiquement la stimulation des récepteurs proprioceptifs :

– l'utilisation du tonus des mains, leur positionnement spatial synchronisé au mouvement des deux jambes, renforce la sensation d'appui et d'équilibre plantaire ;

– la boucle synergique et tonique « main-œil-pied » stimule les sensations d'équilibre postural, de verticalité, d'élargissement de l'appui sous et entre les deux pieds ;

– la sollicitation du jeu dynamique des orteils vient stimuler les récepteurs pulpaires des dernières phalanges et l'intervention des fléchisseurs plantaires ;

– l'activité propulsive du pas sollicite tous les organes moteurs et sensitifs, fléchisseurs du pied et de la cheville. Cette activité recrute et stimule de la même façon l'éveil sensitif et proprioceptif de tout le membre inférieur ;

– le recrutement fin et léger du tonus abdominal de base sollicite une sensation, celle de l'entièreté d'une posture portée verticalement.

Dans cette programmation motrice et sensitive, l'information est *toujours guidée par la sensation*. Ce qu'il faut comprendre ou retenir de cette description, c'est que « tout est dans tout », ce qui signifie que la sensation de l'unité de notre tonus de vigilance est en elle-même une information proprioceptive ; et que, en retour, cette activité du tonus global stimule, nourrit et informe à son tour tous les mécano-récepteurs de la chaîne proprioceptive.

La stimulation, le développement et l'entretien de la proprioception sont des moyens thérapeutiques essentiels pour la prévention et la correction des chutes chez le sujet vieillissant et l'adulte d'âge moyen, non pathologiques.

Hors de tout projet visant au soutien proprioceptif de la personne, les moyens thérapeutiques de rééducation restent de simples méthodes palliatives, sans durabilité ni fiabilité à moyen terme pour les patients. Cette assertion ne signifie pas que la stimulation des ressources et compétences proprioceptives d'un sujet soit facile à appliquer. Elle requiert au contraire une expérience clinique et diagnostique bien rodée auprès de patients qui nous révèlent toujours, par leur individualité, les raisons médicales de leurs chutes, qu'elles soient biologiques, biomécaniques, médicamenteuses, neurologiques, psychogènes, ou tout cela à la fois. Le développement de la proprioception dans le cadre de la marche portante implique de travailler avec le patient pour stimuler sa présence dans le déroulement de la phase d'amorce de la marche (voir chapitre III).

Marche portante et conscience proprioceptive

La conscience proprioceptive permet de développer une présence de grande qualité à soi-même et à l'environnement. Elle est également source d'un sentiment de sécurité. Grâce à elle, nous pouvons nous appuyer sur les sensations présentes d'une motricité et d'une architecture bien étayées.

Notre équilibre psychique dépend du sentiment intime et profond de posséder en soi-même une architecture portante et bien contenue. Comme l'a montré le psychanalyste Didier Anzieu, la peau, notre enveloppe corporelle, dispose de cette fonction contenante de notre psychisme grâce à ses compétences proprioceptives. Cette propriété subtile et précieuse de la peau dépasse son rôle protecteur de nos organes. Elle souligne l'importance de la qualité du contact précoce des adultes avec le tout-petit, dans les premiers soins et le porté, pour l'édification, la construction de sa sécurité de base. La stimulation de la conscience proprioceptive est par ailleurs un des effets significatifs des séances d'haptonomie.

Dans la marche portante, la conscience proprioceptive relève d'une sensation de verticalité portée depuis les pieds, qui part du sol et qui remonte, soutenant ainsi, de bas en haut, toute la corporalité de la personne.

CHAPITRE 7

Apprendre la marche qui soigne

À l'origine, l'accompagnement éducatif par la marche portante a pour but d'aider un sujet à vivre un sentiment nouveau de verticalité dynamique, de sorte qu'il puisse en découvrir *par lui-même* tous les effets positifs. Si j'insiste sur ce point, c'est qu'il ne s'agit pas d'apprendre au patient à marcher correctement : l'objectif est plutôt son équilibre psychosomatique. On l'aide à se porter avec un certain tonus, dans sa sécurité de base, au moyen d'un meilleur état de présence, d'une nouvelle verticalité dynamique.

Ce travail consiste en une reprogrammation neuro-sensitivo-motrice de la marche, qui est une activité *strictement individuelle*. Comme pour la danse, chacun va personnaliser le geste d'apprentissage et en faire sa propre signature. On se situe donc dans une logique dynamique et créative.

Préliminaires

Voici comment se déroule une séance ordinaire d'accompagnement par la marche portante.

Tout d'abord, la séance nécessite un espace de travail suffisamment spacieux pour pouvoir appréhender tous les déplacements du patient et observer à la bonne distance, avec rapidité, ses désordres de marche les plus fins et subtils.

L'accueil du patient dans la salle d'attente, sa conduite vers la salle de soins, les premiers échanges en face à face sont, au même titre que l'anamnèse, des instants précieux de la consultation, car ils permettent d'observer la motricité fine de la personne. Quel que soit le motif de la consultation en ostéopathie, il s'agit de comprendre comment des désordres de la motricité et du geste peuvent être à l'origine de la création de conflits mécaniques traumatiques, douloureux, et ce, de façon chronique.

Cette consultation offre l'opportunité de saisir les liens entre des anomalies de l'acte moteur, des anomalies gestuelles globales de marche avec l'apparition de certaines douleurs d'épaule, par exemple. Bien sûr, ces interrelations fonctionnelles n'ont de sens que lorsque le sujet n'a pas d'explication traumatique sur l'origine de ses douleurs. L'anamnèse et l'observation subtile du patient permettent rapidement d'y voir clair. Un point essentiel est à souligner : la grande majorité des patients écartent naturellement les causes gestuelles ou posturales des douleurs. Cette question est centrale de mon point de vue, car nombreux sont ceux qui vont désigner leurs maux comme provenant d'une dégradation physique inéluctable. Les mêmes ne penseront jamais que leurs maux puissent provenir de désordres gestuels ordinaires, quotidiens, par exemple une mauvaise position de travail face à l'ordinateur portable, un sac à dos trop lourd, porté sur une seule épaule, jour après jour !

Nous sommes souvent loin de nous imaginer que lorsque notre marche se dérègle, elle devient elle-même pathogène. Les raisons en sont simples : notre système nerveux sensitivo-moteur et proprioceptif ne nous informe pas spontanément ni consciemment de l'existence de nos désordres posturaux. Les alertes neurologiques proviennent des mécanismes douloureux, mais aucun autre message conscient ne nous parvient *avant* la douleur. Il en va de même chez un sujet sportif ! Pour les patients, cette sorte de cécité sensitivo-neurologique se double d'une ignorance naturelle de l'existence d'une *motricité pathogène*, et tout cela a bien sûr des conséquences sur le coût social et financier de la gestion de la maladie.

Le temps du diagnostic

Certains signes cliniques stables et référents sont observés dans les consultations portant sur les troubles de la marche et la motricité fine :

– l'absence de balancement d'un ou des deux bras ;

– l'existence d'un mouvement de balancier latéral du thorax ;

– l'absence de cohésion et de continuité des mouvements, entre le thorax, l'abdomen et le bassin, un ventre qui ne porte pas ;

– l'existence d'un mouvement de démarrage de la marche initié au niveau des genoux ;

– des prises de virages incertains ;

– la fixité ou l'absence du regard ;

– une mentalisation excessive ;

– un écart entre les deux pieds trop étroit durant la marche.

Cet ensemble de signes cliniques dynamiques légitime et souligne l'existence d'un désordre de la marche. Un seul de ces signes suffit à générer la désorganisation globale d'une marche stable et fiable.

Dans les cas les plus simples, cette consultation peut se faire à deux, le patient et le praticien. Dans des situations plus complexes, la présence d'un tiers familier s'impose, surtout s'il s'agit de la consultation d'enfants ou d'adultes vieillissants. Cette situation réclame cependant une véritable confiance, car l'intimité est nécessaire pour aller revisiter et guider une motricité qui, je le répète, s'est mise en place durant la toute petite enfance. La qualité de l'accompagnement impose une très grande prudence verbale, en raison de ce qui se joue sur l'instant, pour le patient, et pour le devenir de son autonomie. Elle requiert beaucoup de talent d'observation et de patience. La répétition des séances est un outil formidable et nécessaire. La qualité du transfert permet la réussite du projet.

Dans un premier temps, il est souhaitable d'inviter le patient à marcher et à se déplacer alors qu'il est habillé et chaussé. Cette précaution respecte ainsi une pudeur naturelle, car il est souvent difficile, même vêtu, de se déplacer sous le regard d'un observateur, fût-il praticien de santé. Conserver le chaussage est également indispensable dans ce premier moment car, chez certains patients, le port de certaines chaussures leur assure une marche normalisée ou au moins correcte. Pour le praticien, il est cependant nécessaire, dans un deuxième temps, que le patient puisse se déshabiller afin de mieux repérer et confirmer les anachronismes de ses déplacements. Néanmoins, au départ, le port des vêtements permet de visualiser les mouvements avec précision grâce aux plis des tissus. Pour mémoire, cette méthode fut initiée et utilisée par les peintres et sculpteurs toscans (Jacopo Della Quercia) de la première Renaissance italienne, à partir du Quattrocento, lorsqu'ils ajoutèrent le drapé pour mieux visualiser et figurer les mouvements du modèle et reproduire avec plus de précision les axes des appuis du corps dans les poses déhanchées.

Ce temps d'observation du sujet en mouvement est crucial : il permet de repérer et diagnostiquer avec finesse les « désordres » dynamiques, cinétiques, des mouvements. Certains mouvements peuvent être absents, d'autres inhibés, d'autres retenus, d'autres encore, appelés dyskinétiques, totalement illogiques au regard d'une normalité gestuelle. La cohérence gestuelle est ici une base diagnostique au même titre que le tonus, la vitesse, la fluidité, les disparités et discontinuités du tonus moteur, ou la préhension spatiale du sujet en mouvement.

Dès la première séance de travail et grâce à des exercices spécifiques, je fais sentir au patient comment il va pouvoir développer sa dextérité plantaire. Pour ce, je l'invite immédiatement à découvrir comment il peut se déplacer à partir d'une légère propulsion du pied situé en arrière du corps, lors de sa marche. J'insiste à ce moment sur le fait qu'il s'agira pour lui de se maintenir dans l'éprouvé d'une propulsion. Afin d'affiner la sensation de propulsion, nous effectuons dès la première consultation certains exercices qui développent ses sensations kinesthésiques et proprioceptives. Le patient peut dès cet instant reproduire seul, quotidiennement, chaque exercice.

Exercice d'éveil de la présence proprioceptive des orteils et du pied

Pour renforcer l'efficacité propulsive du pied, j'invite le patient à solliciter le travail de ses orteils, à l'arrêt puis en marchant. Dès que les orteils deviennent actifs, par une légère et très fine préhension du sol, l'ensemble des muscles fléchisseurs plantaires du pied deviennent totalement dynamiques. Tout se passe en effet comme si, en l'absence de cette fine contraction des orteils, ces mêmes muscles de la voûte plantaire travaillaient *a minima*, et ce, malheureusement, en permanence !

Après les quelques exercices spécifiques pour « réveiller » la présence des orteils, je fais sentir à mon patient combien la propulsivité du pied est plus facile et complète grâce à ces petits doigts du pied.

Debout, à l'arrêt, chacun de nous peut également vérifier l'effet d'une légère contraction de ses orteils sur l'ensemble de la posture. Dès que le patient s'est familiarisé avec la présence du jeu des orteils, je l'invite à sentir le lien entre la contraction des doigts du pied et le recrutement de son tonus abdominal. Il ressent alors la totale synergie entre les orteils et le tonus abdominal. D'emblée, je l'invite à rentrer dans la répétition de ce jeu, au quotidien : soulever le corps sans et avec les orteils.

Monter et descendre plusieurs fois sur la pointe des deux pieds permet de sentir le travail des muscles des mollets, les triceps. Reproduire ce mouvement en agrippant préalablement le sol avec tous les orteils permet de sentir alors que tous les muscles fléchisseurs plantaires du pied travaillent en plus et enfin.

Avec cet exercice simple, on peut comprendre que sur un seul et même mouvement il existe deux configurations dynamiques pour le pied. Dans le premier cas, l'élévation se réalise sans le travail actif du pied ; dans le second, toute la masse musculaire du pied est en éveil et travaille puissamment. Cet exercice peut se pratiquer seul, face à un mur, avec un simple appui des deux mains. Il est recommandé au patient de descendre trois fois avec les deux pieds très doucement pour solliciter les muscles du pied et développer la sensori-motricité des deux pieds, puis de recommencer la même opération sur un pied en alternant.

LE TRAVAIL DU CULBUTO, EN FENTE

Le patient est debout, en position de fente avant droite ou gauche, une jambe placée légèrement en avant, l'autre en arrière. Il s'agit alors pour lui de procéder à l'élévation-propulsion vers l'avant du corps par l'action simple et isolée du pied situé en arrière du corps. Au fond, c'est le même exercice que le précédent, mais ici la poussée élévation du pied situé en arrière du corps reporte et projette tout le corps dans un aplomb parfait sur la jambe et le pied avant. Ce dernier, qui n'est pas en travail dans l'exercice, reçoit toute la verticalité du corps et la stabilise à la fin du mouvement. Le retour vers l'aplomb arrière, vers le pied situé en arrière, renforce la sensibilité et la puissance des muscles fléchisseurs. Ce mouvement renvoie une sensation de bercement de soi debout.

Cet exercice est essentiel, car une fois incorporé, il peut être pratiqué en toutes circonstances dès lors que l'on se tient debout : durant un cocktail, au cours d'une exposition, etc.

LA PRATIQUE DE LA MARCHE ARRIÈRE

Ce bon exercice dynamique peut être pratiqué les yeux ouverts ou fermés, pour peu qu'il n'existe aucun objet au sol capable de provoquer une chute. Il s'agit d'effectuer une lente épreuve de marche arrière en freinant très nettement la descente au sol du pied situé en arrière, en veillant à écarter suffisamment le pas de l'axe du corps, comme lorsque l'on se retrouve dans le noir, dans un espace avec lequel on cherche pour chaque pied et « à reculons » l'assurance que le sol va bien résister et ne pas se dérober sous nos pieds.

Cet apprentissage entièrement guidé par le praticien se fait toujours côte à côte avec le patient.

Il développe considérablement la dextérité spatiale du pied et prépare la marche portante. Le patient peut ensuite pratiquer seul cet exercice à son domicile ou en extérieur dans un parc si le terrain est totalement dégagé de tout obstacle.

SE RETOURNER ET PRENDRE DES VIRAGES

Cet exercice doit obligatoirement se faire côte à côte avec le patient lorsqu'il s'agit de personnes dont l'équilibre de marche et l'équilibre à l'arrêt, statique, sont défaillants. Il leur est totalement recommandé, car les chutes, nous le savons, se produisent le plus souvent dans les prises de virage et à l'amorce de la marche.

En préambule, il est indispensable de repérer la fragilité individuelle du patient lorsqu'il effectue ses virages. Généralement, c'est toujours du même côté qu'une personne prend son mouvement de virage et c'est toujours du côté le plus défaillant, instable et imprécis. Dès lors, il est simple de solliciter la prise du virage dans l'autre sens, à condition de s'appuyer sur la répétition du geste.

Cet exercice en appelle un autre qui consiste à procéder par une décomposition du mouvement et l'utilisation prioritaire des deux pieds dans le virage, comme pour la valse, et en évitant soigneusement que le mouvement démarre d'un autre endroit du corps, par exemple d'une rotation de la tête. Dans ce cas, la prise des virages est très souvent rendue dangereuse, car le patient tourne ainsi le corps alors que les pieds et ses jambes n'assurent plus la synergie du geste pour accompagner la torsion du haut du corps. Il s'emmêle alors les jambes.

Nous procédons donc inversement. Ce sont les pieds qui précèdent tout mouvement de torsion du corps. Pour prendre le virage à gauche, c'est le pied gauche qui se déplace en premier, latéralement vers la gauche, à l'extérieur du corps. Posé à la bonne place, il appelle ensuite le pied droit qui propulse à son tour l'ensemble du corps vers la gauche. Tout le corps est ainsi invité à tourner vers la gauche verticalement sans torsion, avec une totale stabilité.

C'est le principe du « clignotant » : pour tourner, on commence par signaler son intention de le faire. Ici, le clignotant est matérialisé par le pied du côté où l'on va effectuer son virage. Ce mouvement, nous l'effectuons naturellement en dansant une valse. Le patient doit répéter longuement tous ces temps d'éducation proprioceptive pour les incorporer. La sécurité et l'autonomie de la personne en dépendent profondément.

Je n'ai pour ma part aucune réserve sur la motivation des plus fragiles pour s'approprier ce travail, car

Comment bien prendre son virage à gauche pour éviter les chutes.
Je tourne à gauche de 90°

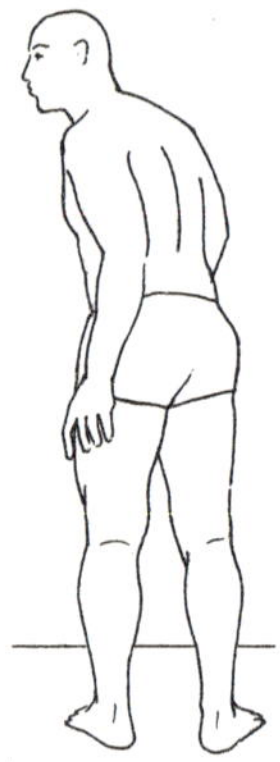

Mauvais mouvement.

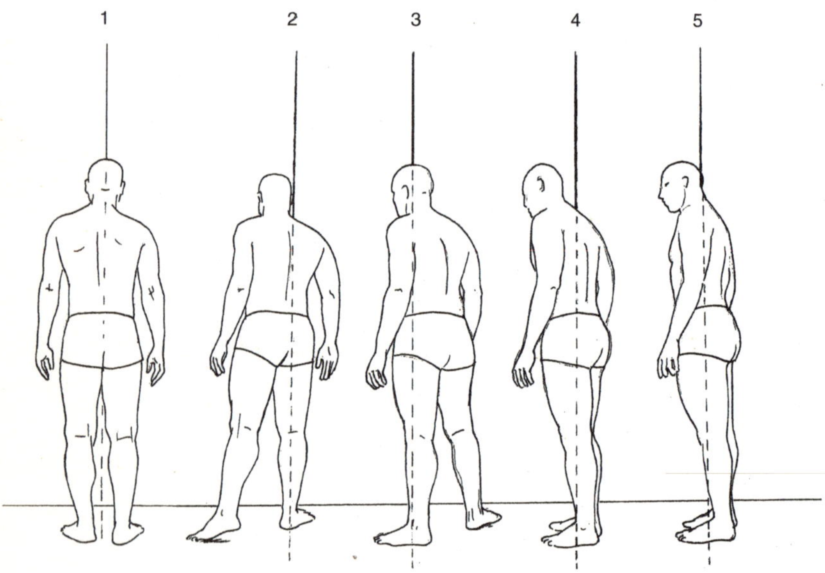

Bon mouvement.

Comment bien prendre son virage pour éviter les chutes.
Je tourne à droite de 90°

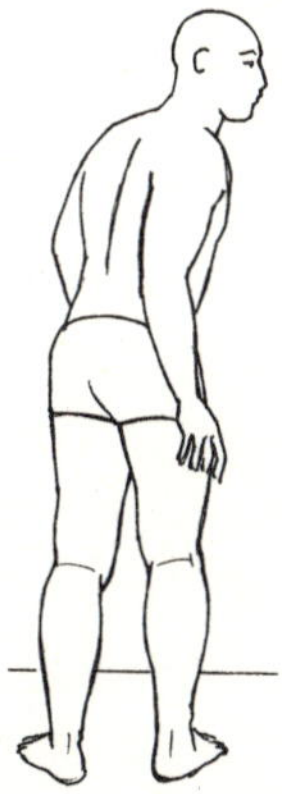

Mauvais mouvement.

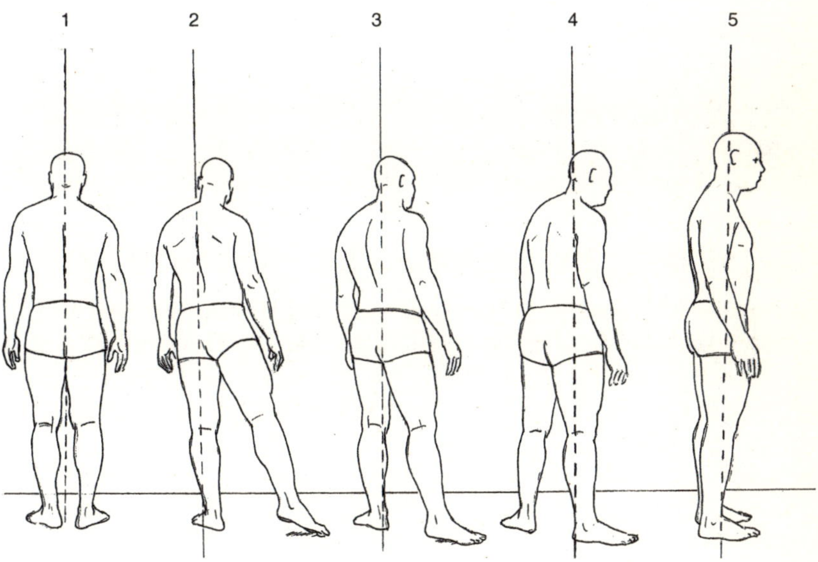

Bon mouvement.

je sais d'expérience que leur présence et leur vitalité psychique s'en trouvent rapidement récompensées.

L'ACTIVITÉ DYNAMIQUE DU PIED

Lorsque le patient présente une défaillance du contrôle de ses appuis plantaires, par exemple dans le cas d'un valgus ou d'un varus du couple pied-cheville ou d'une forte instabilité de cheville qui ne lui permettent pas d'effectuer les exercices de réveil proprioceptif, j'utilise très fréquemment des stimulations motrices à réponses immédiates obtenues à partir de la mise en place, sur des régions précises et stratégiques du pied, d'élastoplastes ou de bandes de Taping.

Dans ce protocole très précis, tout le volume du pied est recruté, sollicité pour opérer immédiatement et spontanément la correction dynamique de ses défauts d'appui et d'équilibre. Un exemple : si, dans la station debout vous êtes spontanément en déséquilibre d'appui vers la jambe gauche, lorsque je vous repousse un peu plus sur la gauche par un simple appui sur la partie latérale et externe de l'épaule droite, votre corps se trouve obligé de répondre de deux façons ; soit vous chutez sur votre côté gauche, soit votre pied gauche vous repousse de manière réflexe vers la droite par une légère poussée propulsive latérale. Cet exemple explique assez simplement comment se manifeste la capacité réflexe et dynamique des muscles du pied pour répondre à un déséquilibre exagéré afin de stabiliser la posture verticale du corps.

Il devient simple alors de stimuler cette fonction dynamique du pied en cherchant à sursolliciter les défauts moteurs et fonctionnels du pied. Pour rester dans ce même exemple, chez ce patient qui semble être dans un surappui dans sa jambe gauche, avec un valgus du pied gauche, je stimule la réponse dynamique des muscles propulseurs externes du pied gauche qui pourront enfin renvoyer agréablement l'ensemble du corps sur la droite. Cette stimulation dynamique musculaire renforce, par sa mise en activité, la sensation proprioceptive du bon et juste mouvement sans que le patient doive se concentrer sur le mouvement. Ce protocole nécessite cependant le diagnostic préalable des défaillances motrices et proprioceptives du pied. Ces stimulations, répétées plusieurs fois, reprogramment très efficacement l'activité dynamique des muscles et produisent l'apparition d'une sensation normale et harmonieuse des appuis sur l'ensemble du pied.

L'activité dynamique du pied étant retrouvée, un relais peut être envisagé par l'utilisation de semelles dites « proprioceptives » réalisées par certains podologues parfaitement formés à cette méthode. L'obtention d'une réponse musculaire dynamique, réflexe et immédiate du pied et de la cheville utilise ce que l'on nomme en physiologie neuromusculaire « le réflexe myotatique ».

Dans le cas présent, ce réflexe myotatique est activé par la sursollicitation directe de certains muscles en perte évidente de leur tonicité. Leur réponse est immédiate et ces muscles récupèrent de cette façon leur tonus et leur fonction dynamique. La découverte et l'exploration de ces méthodes de stimulation des corrections dynamiques du pied et de la cheville devraient ouvrir un large champ de travail pour les fabricants de chaussures de sport, de marche et de randonnée.

Des premiers pas faits à deux

J'invite le patient à se placer debout à mes côtés, sur le même plan. Il se trouve sur ma droite ou à gauche selon mes aptitudes perceptives du moment. Nous allons marcher ensemble, côte à côte.

Dans un premier temps, je pose une main à plat sur la base, c'est-à-dire le sacrum du patient. Ce geste me permet immédiatement de sentir toute la verticalité de la personne, des pieds jusqu'au sommet du crâne. Par ce premier contact, le patient peut éprouver l'entièreté de sa posture.

Dans un second temps, j'invite le patient à en faire de même, c'est-à-dire à me contacter par ma base. Préalablement, je lui explique qu'il va, de cette façon, sentir lui-même ma propre verticalité et que cette invitation va nous permettre de sentir, chacun pour soi, la marche de l'autre, ses déplacements, hésitations, déséquilibres.

Debout à l'arrêt, grâce à une légère oscillation, je l'invite à sentir l'appui de chacune de mes jambes, la droite puis la gauche. Ainsi, il sent chez l'autre les appuis, les mouvements fins des orteils, l'impulsion de l'invitation à démarrer un pas.

Je l'invite également à sentir l'espace qui est autour de nous. L'intégration spatiale est très importante afin que le patient ne soit pas dans une mentalisation mais *perçoive* que la sensation lui parvient, sans qu'il ait à la rechercher par une projection visuelle, par une image mentale.

Dès cet instant, le patient peut sentir la synchronicité subtile de nos mouvements. Nous sommes maintenant dans *un contact réciproque* et l'un de nous va pouvoir lancer l'invitation à la marche. Nous effectuons ainsi quelques allers-retours sur une bonne distance, avec des rythmes et vitesses qui peuvent varier, mais toujours dans la sensation réciproque de la marche propulsante de l'autre.

Ce temps de l'accompagnement est essentiel pour plusieurs raisons :

– le patient sent la motricité fluide et légère du praticien et s'y réfère, les mémorise corporellement ;

– le praticien sent les hésitations, les égarements des mouvements du patient et les guide immédiatement vers leur bonne exécution ;

– il s'agit exactement d'une expérience motrice vécue à deux, basée sur l'éprouvé de gestes, comme cela se passe dans l'apprentissage d'une danse ;

– cet apprentissage s'opère par une intégration corporelle de sensations ;

– la mémorisation du geste par le patient se fait par *l'incorporation des sensations* de la motricité.

Pour mémoire :

– Cette sensori-motricité parvient au système nerveux central qui l'intègre comme une nouvelle information sensitive, sensorielle, motrice et tonique.

– L'information parvenant au système nerveux central est consciente, le système musculo-squelettique envoie des messages périphériques ascendants vers le cortex, les messages reçus par le système nerveux central sont ceux d'une nouvelle compétence acquise, avec en corollaire, la sensation de la présence d'un autre sujet.

– Ces notions permettent de mieux comprendre comment on peut reprogrammer une marche, chez tout sujet, hors de tout effort de mentalisation.

Après quelques essais, le patient accomplit seul ses premiers pas. Nous pouvons entamer à présent l'association de tous les nouveaux paramètres permettant d'affiner la fluidité portante de la marche, c'est-à-dire, concomitamment, la présence du jeu des orteils associant le recrutement du tonus abdominal, et la découverte du rôle de la présence des mains dans la marche.

À la rencontre du tonus abdominal de base

Me plaçant derrière le patient, je viens contacter son abdomen dans la partie située entre l'ombilic et le pubis, mes deux mains sont posées à plat. Je lui demande alors de me faire sentir la présence fine de ses muscles abdominaux, légèrement, sans contracter les muscles, sans rentrer le ventre, par une simple mise en tension de sa paroi abdominale. Dès qu'il y parvient, il sent s'opérer un changement postural très important.

Ce que le patient vient de sentir est son *tonus abdominal de base*. Ce tonus de base, bien et subtilement recruté, assure non seulement la cohésion posturale et mécanique entre le bassin et l'abdomen, mais il permet une totale correction posturale de la région thoraco-cervico-crânienne.

Lorsque ce tonus est ressenti, identifié et incorporé, il devient un point d'appui essentiel de la marche

Effet de la stimulation du tonus abdominal sur la posture globale.

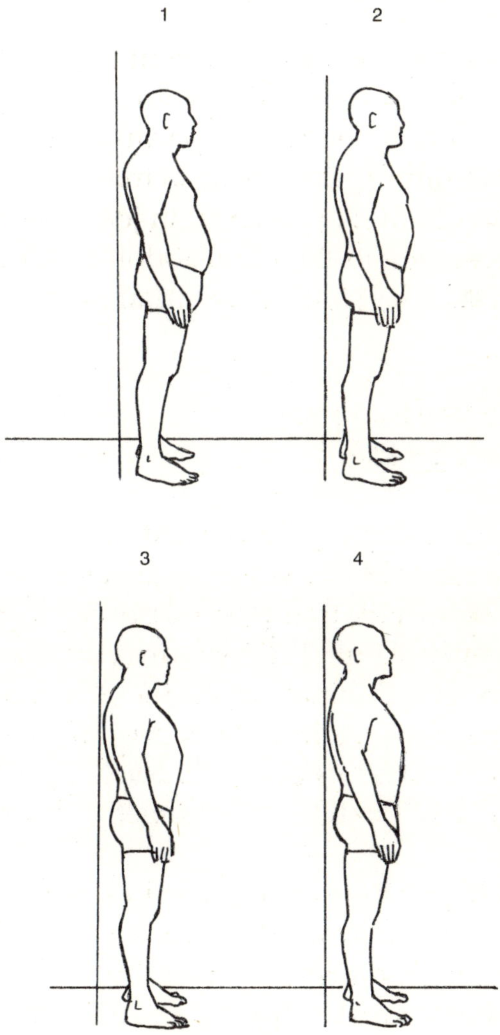

On voit ici les temps successifs du changement postural : **1** : tonus passif ; **2** : l'agrippement des orteils provoque la montée du tonus vers l'abdomen bas ; **3** : déplacement spontané de tout l'axe du corps vers l'arrière ; **4** : redressement de la tête et du regard.

portante car il assure la cohésion de toute la fluidité des mouvements et déplacements. Bon nombre de patients sont étonnés et ravis de découvrir cette fonctionnalité et les nombreuses sensations qui en dépendent, notamment au niveau psychique. Pour simplifier, en propulsant puis en portant son ventre naturellement il sent qu'il se soutient avec la plus grande légèreté. Je précise que le terme de légèreté vient d'une sensation transmise par un état particulier du tonus musculaire global du corps. Ce tonus est appelé tonus de base ou tonus de vigilance.

Exercice d'éveil de la présence proprioceptive du tonus abdomino-pelvien et périnéal

Lorsque le nourrisson est assis, bien porté dans sa base, il est simple de solliciter son tonus abdominal par un simple contact des deux mains posées à plat sur son ventre. Dès cet instant, il redresse sa tête. Pour l'adulte, l'éveil de la présence proprioceptive du tonus abdominal est une partie essentielle du travail sur la marche portante, c'est le point central de l'harmonisation de la marche.

DEBOUT

Je propose au patient d'agripper le sol avec les orteils tout en laissant le corps se positionner librement et spontanément là où il se dirige. Le patient sent alors qu'il se redresse et qu'apparaît une légère tension abdominale basse. Lorsque le patient ne ressent pas aisément son tonus, je lui propose alors de procéder par un travail sur la marche en arrière. En marche arrière, avec une certaine verticalité, le patient va très bien ressentir son tonus de base abdominal et pelvien. Ce procédé est une autre porte d'entrée somatique pour solliciter le tonus de la base.

COUCHÉ

Le patient totalement allongé à plat dos sur la table d'examen, je l'invite à résister à la pression de mes deux mains posées à plat sur son ventre. Généralement, il répond à cet exercice soit en rentrant le ventre soit par une très forte poussée du diaphragme sans jamais ressentir avec justesse son tonus de base. Pour cela, je l'invite à mieux éprouver la sensation de l'appui des mains et d'étendre sa recherche de la sensation vers celle de mes bras et de ma verticalité jusque dans mes appuis plantaires. Grâce à cet ajustement, sa sensation s'affine et il ressent enfin son tonus abdominal, celui de son corps tout entier, comme si son tonus s'était globalisé.

ASSIS

Les deux étapes précédentes permettent au patient de percevoir le recrutement de son tonus en station assise alors que ses deux ischions le portent avec en complément un appui au sol bien présent de ses deux pieds posés à plat.

On marche aussi avec les mains

Lorsque la durée de la première consultation le permet, nous finalisons l'expérience par la découverte du rôle de la présence des mains dans l'équilibre de la marche et son action sur l'allègement du travail des deux jambes.

J'invite mon patient à utiliser le placement de ses mains dans l'espace pendant qu'il marche. Ce moment d'apprentissage est essentiel, car c'est à partir de l'éprouvé du rôle des mains que le patient va faire une véritable découverte perceptive. La mise en place de la présence des deux mains se déroule comme suit : chaque main devient une « antenne perceptive » de l'espace, et ce, par l'alternance du placement des mains dans l'espace. Le mouvement ne doit pas se mécaniser et tout au contraire, chaque main devient sensible à l'espace qu'elle occupe. Ainsi, la main qui se porte en avant explore l'espace situé devant la personne, la main momentanément placée en arrière explore à cet instant l'espace situé en arrière du sujet. De cette façon, l'espace est totalement exploré et perçu plus entièrement grâce à la présence du jeu alterné des mains.

Exercice pour développer la présence proprioceptive des mains et des doigts

La présence de la main est ressentie par une légère pression de la pulpe des trois premiers doigts entre eux. Elle existe aussi dès l'instant où l'on ferme doucement la main, tous les doigts venant contacter légèrement la paume et le pouce contactant l'index.

Une petite supination du poignet est souvent nécessaire pour amplifier le placement des mains dans l'espace. Le mouvement naturel des mains est diamétralement opposé à celui des jambes. Lorsque la main gauche est lancée en avant, c'est le pied droit qui la rejoint et inversement. Pour le corps dans son entier, il s'agit donc d'un mouvement de torsion. La torsion vers la droite du bassin est contrebalancée par une torsion vers la gauche des deux épaules. Ce sont les impulsions des deux pieds et des deux mains qui assurent cette synchronicité.

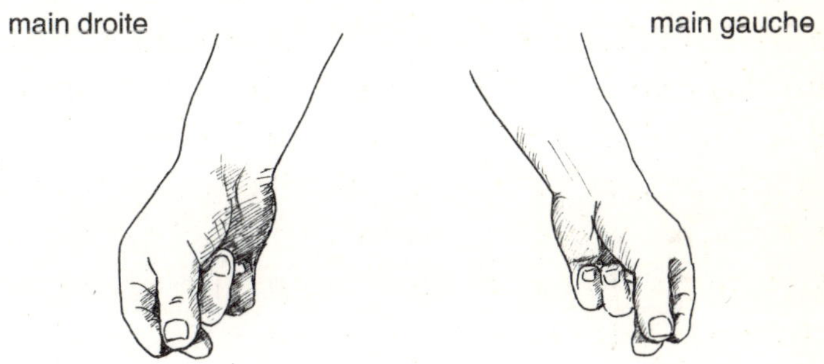

Développement de la présence proprioceptive des mains et des doigts

La présence des mains est un élément fondamental dans la marche qui porte. Cette présence permet d'obtenir un mouvement très harmonieux du jeu des deux épaules et des deux bras. Parfois, lorsque le patient ne parvient pas à utiliser ses mains dans l'espace, alors qu'elles sont naturellement à hauteur des hanches, j'utilise d'autres situations spatiales telles que les mains en position de chandelier qui nous permettent ensuite de redescendre les bras vers le bas du corps lorsque la sensation est bien intégrée. Ces temps d'exploration et de découverte des synergies rythmiques du corps sont toujours sensiblement proches de la danse. La présence des mains au cours de la marche portante renvoie au sentiment profond de pouvoir « se prendre par la main » soi-même et d'être ainsi agréablement accompagné par soi.

Le réflexe de relèvement du regard

La présence des deux mains dans la marche portante stimule un réflexe important : le réflexe de relèvement du regard. Le relèvement du regard réajuste à son tour l'ensemble de la verticalité posturale et le repositionnement spontané de la base du crâne sur un axe horizontal s'appuyant sur les deux premières vertèbres cervicales. Le regard peut alors se porter au loin. À ce stade de la consultation, grâce au fonctionnement de la boucle synergique « pied-main-œil », le patient peut percevoir la sensation d'unicité tonique et posturale de son corps.

La boucle synergique « pied-main-œil » devient active dans la marche. L'état d'unicité du tonus postural stimule ainsi toute la proprioception corporelle. La mise en place et en relief du jeu des deux mains permet au patient de découvrir « pas à pas » une part du savoir traditionnel des marcheurs et randonneurs chevronnés. Les différentes méthodes de réajustement du regard utilisées en consultation permettent de corriger en particulier les débordements pulsionnels scopiques dont souffrent certains patients. Avant d'illustrer par l'histoire de Claire les mécanismes étroits qui associent la motricité et le regard, je propose d'exposer quelques séquences de reprogrammation de la plasticité du regard.

Exercice de reprogrammation de la plasticité motrice du regard

Dans la pratique de la marche portante, hors du contrôle exercé naturellement par l'oreille interne, l'équilibre de la posture est en bonne partie assuré par la coordination synergique des mouvements des pieds, des yeux et des mains. Les mouvements des yeux étant assurés par les muscles oculomoteurs, il est d'abord prioritaire de s'assurer de leur bonne tonicité motrice. Ces muscles – on en compte six par globe oculaire – assurent tous les mouvements exploratoires de l'œil. Ils sont innervés par trois paires de nerfs crâniens (IIIe/IVe/VIe paires).

Avant d'entamer la reprogrammation de la plasticité du regard, nous effectuons quelques exercices veillant à l'équilibre de la fonction oculomotrice. Assis, debout à l'arrêt, puis en marchant, j'invite le patient à pratiquer des exercices de déplacement des deux yeux dans tous les plans de l'espace.

Dans un deuxième temps, l'invitant debout et à l'arrêt à explorer tous les plans de l'espace en se masquant un œil avec la main homolatérale, je lui fais ressentir l'ensemble des synergies musculaires qui se développent de la tête jusqu'aux pieds.

Nous terminons cette exploration de la vision monoculaire et de l'oculomotricité par une série de déplacements lents et debout avec un contrôle total de la proprioception plantaire. Lorsque le patient dispose de bonnes compétences d'équilibre statique et dynamique, je l'invite à pratiquer des exercices similaires, debout à l'arrêt, mais dans des postures variées telles que : la tête en torsion droite ou gauche, en position de flexion ou d'extension de la tête et du cou.

Ce premier temps du travail étant accompli, *nous entrons dans l'exploration de la plasticité du regard, c'est-à-dire la part psychophysiologique de la vision.*

Assis en face à face, j'invite le patient à mobiliser son regard dans l'espace, sur des points ou des objets précis et dans la répétition, sans me fixer et tout en s'adressant directement à son interlocuteur. De la sorte, je lui fais percevoir qu'il peut mieux s'exprimer, penser et s'adresser à autrui dès lors qu'il ne le fixe pas dans les pupilles et qu'il peut ainsi mieux préserver la sensation de sa posture et de son entièreté.

Debout, face à face ou côte à côte, nous reprenons ce même exercice alors que le patient soutient le dialogue. Je fais dans le même temps l'expérience de me placer à des distances variables par rapport au patient, de façon à lui faire sentir à quelle place et à quelle distance d'autrui il peut lui-même se positionner favorablement dans un échange pour préserver son intégrité somatopsychique.

En marchant, je l'invite enfin à explorer l'espace par son regard de telle façon que ses yeux prennent un appui alterné mais direct sur certains objets situés dans la pièce, avec une destination finale très précise. Je l'encourage de cette façon à utiliser son regard et le jeu de ses yeux comme le font ses pieds qui prennent un appui solide et précis sur le sol.

Ces exercices font partie intégrante du protocole de travail sur la marche portante et le développement de la présence proprioceptive, comme le sont ceux qui portent sur la présence des mains, le tonus abdomino-pelvien et périnéal, la propulsion.

D'autres programmes peuvent être utilisés en fonction de la situation clinique du patient, car chaque consultation est unique et requiert sur l'instant ses propres méthodes et processus de soins.

Une limite thérapeutique

Dans le témoignage qui suit, la consultation se déroule sur un an et je laisse en premier la parole à Claire qui a accepté de se prêter à cet exercice.

Je l'en remercie sincèrement. Si j'ai souhaité présenter et retracer notre parcours de soins, c'est parce que, de mon point de vue, *au départ*, il s'agit d'une situation thérapeutique inachevée, ou plutôt d'une limite thérapeutique imposée naturellement par un patient, peut-être, à son insu.

Écoutons donc Claire :

« Je consulte une fois par mois. Le travail que vous me proposez sur la marche me semble intéressant. Il aide à prendre conscience du corps en mouvement et de l'axe du corps. À plusieurs reprises, j'ai ressenti un très grand bien-être grâce à cette façon de marcher. Cela s'est produit une fois pendant la séance, plusieurs fois juste après une autre séance et une fois, une semaine au moins après une séance. C'est surtout le relâchement au niveau de la nuque qui est intéressant pour moi. Cela m'aide à "lâcher la tête" dans tous les sens du terme. Je ressens alors un très grand bien-être, une joie intérieure, une détente, une meilleure "prise" dans l'espace. J'ai aussi ressenti une grande sensibilité de ma plante des pieds, l'impression de mieux capter le sol, d'être en harmonie avec l'espace autour de moi.

» La dernière fois, en repartant de chez vous, après l'incroyable découverte que j'avais faite dans votre cabinet, j'ai marché jusqu'à chez moi sans perdre, me semble-t-il, l'enracinement, le magnétisme. Je ne sais comment l'appeler. Vous avez dit aussi "féminité", et c'est tout à fait juste, mais ce mot, cet état, je crois, me font peur. (Intéressante découverte.)

» Depuis, je n'ai pas retrouvé l'incroyable sensation que j'ai expérimentée dans votre cabinet. Ai-je régressé ? Ou alors est-ce déjà devenu mon état normal, au point que je ne me rende pas compte de la dimension supplémentaire que j'ai acquise grâce à vous ? Je ne sais pas. Vous me donnerez votre diagnostic lors de ma prochaine visite. »

Au début, Claire m'est apparue comme une personne difficile à aider. Difficile dès le premier moment d'envisager pour elle la solution à une symptomatologie *a priori* simple, mais dans une configuration clinique si complexe et totalement psychosomatique.

Claire est âgée de trente-neuf ans, elle est célibataire, n'a pas d'enfant. Elle est enseignante et travaille à son domicile, pour l'enseignement à distance. De taille moyenne, les cheveux châtains très clairs, des yeux bleu pâle, elle est assez sportive et a une excellente hygiène de vie. Elle vient me consulter sur les conseils d'un podologue et est recommandée par un ami. Elle souffre depuis un an d'une très forte douleur située à la base du gros orteil du pied droit (MTP1) et qui se propage vers la cheville droite. Il n'y a pas de cause traumatique mais Claire a déjà dû consulter en rhumatologie à de nombreuses reprises.

Pour se soulager, elle s'applique du froid trois fois par jour.

Après avoir soigneusement consigné sa plainte, j'invite Claire à faire quelques pas, habillée, pour mesurer à la fois sa gêne mécanique et ses effets sur sa marche. Nous refaisons de même alors qu'elle s'est déshabillée. Je note qu'elle esquive l'appui sur sa MTP1 à droite, qu'elle a une marche très talonnante, un génu-valgum bilatéral, une curieuse démarche. Sa posture globale, lorsqu'elle se déplace, est projetée en arrière de la verticale, avec une nette rigidité nucale, cervicale. Elle présente, en apparence, un effacement de toutes ses courbures vertébrales.

Ce qui me frappe, c'est qu'elle se déplace avec un écart des orteils anormal, comme si elle les écartait pour mieux tenir debout, pour rattraper en quelque sorte sa verticalité qui est située très en arrière de la normale. L'image qui me vient souvent, dans de semblables cas, est celle d'une personne qui ferait un mouvement de recul sans bouger les pieds, comme pour éviter de prendre « une gifle ».

Claire a peur que je ne l'examine, elle craint d'avoir encore plus mal après, elle me dit d'ailleurs avoir peur de tout. Elle se présente avec un regard scrutateur, les yeux très largement écarquillés comme ceux d'un hibou grand-duc. Elle est très crispée et se tord presque les doigts de crainte avant que je l'examine. « Vous êtes sûr que je n'aurai pas plus mal après ? » Cette question, elle me l'a posée vingt fois durant ce premier examen. C'est assez rare lors des consultations. Allongée comme debout, elle présente cet écart atypique des orteils. Comme elle est tétanisée, je l'invite à me raconter la chronologie de l'apparition de ses douleurs. Cela semble la calmer un peu. L'examen clinique est patent. Claire présente une très nette diminution de la flexion dorsale de sa cheville avec un tendon d'Achille trop en tension, ce qui crée une surcharge biomécanique de la base de tous les métatarsiens sur chaque pas. Je le lui explique et lui propose un traitement rapide, efficace, fondé sur des étirements très précis qu'elle mettra en œuvre elle-même. Une reprogrammation ludique mais nécessaire de sa marche sera par la suite indispensable. Sur ce, je la soigne.

À partir de là, je revois Claire tous les quinze jours pour affiner le traitement du processus causal. Claire fait ses étirements très soigneusement. Au bout d'un mois, elle ne souffre plus. Rassurée et encouragée par l'évolution favorable, elle reconnaît que ses difficultés de marche sont peut-être en cause dans l'apparition de ses douleurs. La présence de Claire, dans cette relation de soin, oscille entre l'adulte et l'enfant. La dualité de cette attitude, non consciente, est toujours surprenante. Nous entamons ensemble le deuxième temps thérapeutique. Celui de sa marche.

La présentation somatique de la motricité de Claire est très impressionnante. Sa motricité globale, à elle seule, est éloquente. Tous ses mouvements semblent « désarticulés » comme le sont ceux d'une marionnette, d'un pantin de bois. Ses mouvements sont d'autant plus singuliers qu'ils tranchent avec la douceur enfantine et monocorde de sa voix. Lorsqu'elle marche, ses bras sont fixes, sa tête penche à gauche, sa posture est basculée en arrière et le tout semble animé, commandé mécaniquement.

Claire ne paraît pas habiter sa corporalité ni même son corps. Elle semble se déplacer sur ordre de marche, donne l'impression d'être ailleurs, ses yeux sont fixes et absents. Dans sa gestuelle, dissociée, elle paraît être comme sous l'effet, soit d'un contrôle mental, soit d'une sorte de sidération. Cette très nette dysharmonie motrice s'exprime telle une entrave à toute fluidité du mouvement, comme une forme d'inhibition psychomotrice.

C'est alors que nous démarrons l'accompagnement vers la marche portante.

Claire commence à me parler de ses difficultés de vie et de son histoire personnelle encouragée par les bénéfices secondaires d'une verticalité sécurisante plus qu'à la lumière de ses progrès de marche. De mémoire, elle parvient à décrire ses phobies de relation avec les proches, dans la vie en général.

Par formation et avec l'expérience, j'arrive souvent à reconnaître les mécanismes qui mettent en lien difficultés psychiques et inhibitions motrices, et la pratique de telles situations me confirme qu'il est toujours indispensable d'aller au bout d'une harmonisation gestuelle pour en vérifier par la suite les bienfaits sur le psychisme.

Ce qui signifie précisément que je n'ai pas voulu souligner à Claire combien j'étais, malgré les apparences, dans une écoute attentive de ses paroles.

Habitant déjà trop elle-même son intériorité et son mental, il n'était pas utile d'en rajouter, pour son bien, avec mes questions. Par contre, je lui ai fait sentir combien je savais où nous allions grâce à l'étayage de sa corporalité.

Je prends la précaution de décrire ces détails cliniques et relationnels pour souligner ma prudence à l'égard de cette patiente. J'ai souvent éprouvé, par la tension de sa présence, la sensation urgente, pour elle, de trouver le moyen de vivre avec une base minimale de sécurité. Par tous moyens, mais surtout par elle-même. Je l'invitais donc toujours à vérifier elle-même mes affirmations sur les possibilités et moyens d'un mieux.

J'ai souvent été frappé par ses peurs et leurs effets contagieux sur sa difficulté d'être. Psychisme, motricité et intelligence semblaient souvent sidérés, bloqués, pour qu'elle advienne en adulte accomplie. À cette époque, elle ne pouvait pas travailler autrement que seule et chez elle. Dans sa vie, elle se confrontait à des difficultés récurrentes de relations au sens large, amis inclus, sauf avec un tout petit cercle d'initiés.

Très, très lentement, Claire a commencé à percevoir qu'elle sentait mieux l'espace et surtout qu'elle pouvait mettre un espace suffisant entre elle et les autres. C'est là, selon elle, qu'un mieux-être est apparu. Dès l'instant où elle a pu sentir qu'elle ne vivait plus en permanence avec la peur au ventre, son éternel rictus a été remplacé par un vrai et beau sourire.

Je suis toujours surpris de découvrir, l'espace d'une fraction de seconde, comment la grâce peut apparaître et naître chez quelqu'un qui commence à être. C'est fascinant d'apercevoir la beauté profonde d'une personne.

Je n'ai jamais été certain de pouvoir aider Claire à progresser dans sa motricité, *a fortiori* dans son équilibre psychique. Mais je suis enfin convaincu, aujourd'hui, que le transfert nous a beaucoup aidés.

Je n'ai jamais imposé un seul rendez-vous à Claire, c'était et c'est encore quand elle veut, et toujours après qu'elle eut rituellement changé la date de son prochain rendez-vous. Elle s'assure probablement ainsi de ma constance, de ma patience à son égard et, au bout du compte, de garder « la main » sur ce travail.

Claire va beaucoup mieux qu'au tout début de nos soins. Elle s'est trouvé un travail dans un établissement scolaire. Elle a des collègues et tout se passe au mieux avec quelques aménagements de parcours. Et surtout, elle vit moins dans la peur. Elle cultive ses acquisitions et surtout sa capacité à sortir d'une mentalisation permanente et persécutante.

Il y a un an, ce fut notre dernière séance. Nous avancions. Malgré des progrès et le plaisir avoué par Claire de toute son évolution, au sens large, retravaillant ensemble sa marche portante, je remarquais qu'il existait toujours une certaine forme de mécanicité dérangeante dans ses déplacements.

Claire était bien loin d'une fluidité plastique dans sa marche et quelque chose bloquait le passage vers un ancrage total de son pas et l'éprouvé du sentiment de la sécurité de base.

À un moment, alors qu'elle s'éloignait de moi en me tournant le dos, je lui demandai de ralentir, de ralentir encore, de freiner son pas et, par la voix, je la guidai, pas à pas, vers le bon rythme. Et là… ! Ce que je voyais était tout simplement incroyable ! Je voyais Claire, être, et se déplacer, avec féminité. Et elle en avait conscience. Je lui confirmai qu'elle pourrait retrouver cet état par elle-même, car elle avait très bien senti sur l'instant ce qui se passait, et comment y parvenir.

Voici le SMS qu'elle m'adressa donc, il y a un an, après cette consultation : « Aujourd'hui j'ai retrouvé la marche magique, j'ai lâché la tête et j'ai ressenti une grande détente, un vrai bien-être. J'ai l'impression d'avoir stimulé la glande qui sécrète des endorphines ! »

Je parle d'inachevé et de limite thérapeutique parce que je n'ai pas revu Claire pendant un an et aussi parce que, à la relecture de ses paroles, je vois bien que tout est dit et inscrit dans la forme et le fond de ses propos, elle ne sait pas si elle pourra retrouver par elle-même, et dans la continuité, le bon du sentiment de sécurité qu'elle a découvert lors des consultations. J'espère assurément me tromper, car je suis convaincu que Claire a pu faire son « marché », du meilleur pour elle, au sein de notre parcours de soins.

J'ai revu Claire hier soir, un an jour pour jour depuis sa dernière visite. M'exposant longuement ses inquiétudes pour prendre une décision dans un problème de copropriété, elle m'annonce subtilement et à sa façon qu'elle va assez bien. Elle a une relation amoureuse suivie avec un compagnon, son travail se passe pour le mieux, ses rapports avec les collègues sont excellents et constructifs, elle est heureuse de sa situation professionnelle. Elle continue d'explorer notre travail sur la marche et n'a plus jamais souffert de son pied...

Les enjeux de la reprogrammation

Le vécu des premiers pas autrement est une expérience intime, même pour un adulte. Pour le patient, il s'agit d'une expérience singulière. Le contact réciproque, par bases interposées, dans une synchronicité gestuelle, le positionne dans une relation d'égal. La force de cet apprentissage réside dans un éprouvé partagé en temps réel. Ce partage, dans une posture érigée, assure toute la profondeur de l'incorporation de ce vécu. Mais la symétrie posturale ne sous-entend pas l'égalité de la relation puisque c'est le praticien qui initie et guide le patient dans ce temps et cet espace thérapeutiques.

Le patient sent que le praticien ressent ses déplacements, sa motricité fine et pour lui-même, il ressent les mêmes subtilités motrices que le praticien. C'est cette expérience *par l'éprouvé* qui lui renvoie la certitude et l'assurance qu'il peut y parvenir par lui-même et qui étaye la mémoire de l'apprentissage et de l'accompagnement. Le patient apprend à s'appuyer sur l'exactitude de son ressenti, guidé par le praticien qui l'aide à s'en assurer.

Cet accompagnement s'apparente à une forme de transmission dont le projet serait une formation autodidactique, prenant toute sa force dans l'appropriation par soi de l'expérience corporelle motrice, bien accompagnée.

Ce travail avec les patients me renvoie régulièrement à la lecture d'auteurs anglo-saxons comme John Bowlby ou Donald W. Winnicott, car l'expérience de ces accompagnements me fait penser qu'il s'agit souvent d'une thérapeutique dont l'esprit serait en bonne partie pédiatrique. Ensemble, avec le patient, nous cheminons, le temps de quelques consultations, dans l'histoire de ses premiers apprentissages moteurs et sensoriels. Ces séances sont souvent riches en émotions et la *mémoire émotionnelle* devient spécifiquement un point d'ancrage et d'appui pour la mémoire de l'apprentissage d'une marche qui porte.

Pour cette raison, il faut reconnaître la profondeur de l'intimité de cet accompagnement, son influence sur la cohésion de l'équilibre psychosomatique. Pour le savoir, il est indispensable d'en avoir fait préalablement l'expérience, pour soi, en tant que praticien de santé.

Les patients sont toujours très désireux d'apprendre à se débrouiller par eux-mêmes et solutionner ainsi leurs difficultés biomécaniques les plus gênantes, surtout si les résultats sont patents.

Se soigner par soi-même, avec cohérence et bon sens, leur assure un réel sentiment d'autonomie et de liberté. La découverte et l'apprentissage gestuels sont toujours humainement ludiques, quel que soit l'âge du sujet. Pour le praticien, ce ludisme est toujours porteur de légèreté et de plaisir. *A fortiori* lorsqu'il s'inscrit dans une consultation médicale et qu'il devient totalement thérapeutique. Dans le cadre médical qui est le mien, ce ludisme m'est précieux, car il est source de vitalité psychique et corporelle pour le patient *et* pour le praticien.

Les enjeux pour ce dernier sont en effet nombreux, car il s'agit d'aborder la motricité, la gestuelle et la marche *sans intervenir* et sans pratiquer systématiquement un examen clinique allongé. Dans le cas présent, il s'agit de ne rien faire pour mettre en avant l'observation clinique, visuelle, des mouvements, pour en saisir la subtile pathogénie.

Cette attitude, qui consiste à prendre du temps et son temps, est en parfaite adéquation avec l'essence de la marche humaine qui, imposant à l'homme les limites de sa lenteur, lui permet la flânerie, la contemplation, l'observation calme des espaces qu'il traverse et de ses contemporains. S'autoriser ce temps de l'observation subjective de la motricité humaine est également une consécration de la subjectivité clinique tout autant qu'une formidable exigence de l'observation. Elle trouve son équivalent dans l'art de l'examen palpatoire en clinique médicale et en médecine ostéopathique.

Le temps est notre meilleur allié

Nous avons tous besoin de temps pour apprendre, entendre. Il n'est donc pas surprenant que l'intégration de la marche portante se fasse progressivement. Une consultation toutes les trois semaines est une base normale pour incorporer ce travail. Cinq séances spécifiques suivies sont habituellement indispensables, dans le cadre de consultations médicales simples, pour que cet accompagnement prenne corps. Notre consultation en binômes médicaux dynamise particulièrement l'apprentissage et la motivation des patients dans la durée.

Cependant, l'importance de cette acquisition prend toute sa mesure lorsque le patient en fait un usage personnalisé et stable dans le temps et l'espace. La répétition des exercices proprioceptifs et la reprise des principes de la marche portante sont nécessaires pour le patient, quel que soit son âge. Cette répétition témoigne pour le patient de son besoin d'être accompagné dans le temps et de mettre la continuité et la conviction du praticien à l'épreuve. Les enfants en font de même avec les éducateurs.

La particularité de ce besoin de répétition tient également à la « chose corporelle ». L'humain entretient des relations difficiles, au sens large, avec son corps et avec la motricité ; l'éducation sociale, culturelle et familiale en est la responsable. La répétition est un gage d'acquisition et d'autonomie pour le patient. De la sorte, il devient singulier pour un humain d'en rencontrer un autre, pour lequel le corps et la corporalité sont existentiellement aussi importants. C'est cette singulière importance accordée au corps par un praticien qui invite le patient au partage d'une écoute, d'une réflexion, d'une découverte consacrée à son propre corps, à ses ressources ; dans un rythme lent, avec du temps, de la bienveillance, tel le musicien, il profitera au final des bienfaits de la répétition.

La répétition lui permettra l'incorporation et la mémorisation des expériences somatiques, la capacité de les reproduire. Le temps est notre meilleur allié pour apprécier toutes les nuances du langage à utiliser pour que le patient comprenne ce que lui demande un praticien. Le vocabulaire est une véritable barrière pour le patient, pour qu'il se saisisse de la qualité d'une sensation. Chaque humain a sa propre expérience d'une sensation ou d'un mouvement pour lequel il utilisera sa propre représentation mentale. Inviter un patient à sentir la présence de ses mains alors qu'il se concentre sur le mouvement de ses bras n'est pas chose simple, car pour lui, la main ne sert pas à marcher et seuls ses bras ont éventuellement leur place dans la marche. De même, sentir la propulsion du pied arrière nécessite de répéter longtemps ce mouvement pour le percevoir. Le patient scrutant systématiquement le mouvement de son pied avant, en général il propulse son pied avant, en avant ! L'apprentissage de ce nouveau programme requiert du praticien qu'il se mette dans le mental de l'autre et rentre dans son vocabulaire. Ainsi parvient-il, au bout d'un certain temps, à un consensus gestuel.

La lenteur crée en la circonstance une excellente alliance entre deux humains pour se comprendre et parler d'une même chose : l'apprentissage d'un mouvement simple.

Sentir l'espace qui m'entoure

Lorsque le patient retrouve par lui-même la sensation portante de sa marche, il perçoit alors sa capacité à sentir l'espace qui l'entoure. Peu importe le lieu dans lequel il se déplace. Cette sensation, agréable, est étonnante et surprenante. Elle a des conséquences fondamentales pour l'être humain.

D'abord, la perception consciente et non volontaire de notre environnement provoque instantanément l'allègement de la surmentalisation et surtout des ruminations. La tête paraît légère. Pas vide, légère, comme le reste de la corporalité.

Ensuite, la sensation de la densité de l'espace qui nous environne et nous enveloppe, permet en retour que nous ressentions notre contour, le contour de notre corps. Notre corps nous semble alors être agréablement contenu.

La somme de ces sensations favorise l'apparition d'un sentiment de soi appelé *sentiment de l'ancrage*. Présence, légèreté, vitalité, sensation d'être bien ancré dans sa vie, avec autonomie, sont des enjeux existentiels. Le sentiment d'être un sujet et non un objet, provient du contact primaire, de la qualité du contact charnel, de la présence du parent dans ce contact. Ce sentiment peut exister en soi par le propre maintien d'une présence entière de soi, quotidiennement, au monde et aux autres. Tels sont les buts de l'accompagnement par la marche portante.

CHAPITRE 8

Le cas Giacometti

Aborder la clinique avec Giacometti sans faire effraction dans la mythologie du personnage et de son œuvre est chose délicate, par respect pour ce grand sculpteur tout autant que par égard pour ceux qui l'aiment et ses intimes. Je m'appuie donc ici sur de nombreux témoignages, surtout le sien, et aussi sur mon étude de ses peintures, des dessins et, bien sûr, de ses sculptures pour aborder la question clinique de la marche, de la corporalité et du regard.

Alberto Giacometti aimait parler.

On aimait l'écouter.

Ce faisant, il construisait des raisonnements qui venaient étayer ses recherches, les chemins artistiques et créatifs qu'il poursuivait. Quelquefois, en l'écoutant, on pouvait croire qu'il ne conversait, en grande intelligence, dans l'échange, qu'avec lui-même.

Il fallait donc le suivre !

Dans les conversations, Alberto pouvait élaborer des théories très construites et documentées sur la trajectoire et le contenu de son travail en explorant celui de ses prédécesseurs, Cézanne surtout, mais également le Tintoret, Giotto, Cimabue, Picasso, l'art africain ou océanien. C'est grâce à son œuvre immense, et aussi au cinéma, qu'il reste présent avec nous et que nous pouvons le voir, écouter ses propos, entendre et retrouver sa voix. Loin des images, la très vivante et émouvante biographie que lui a consacrée James Lord nous rapproche encore plus intimement de l'homme.

Pour aborder la dimension clinique, il me paraît nécessaire d'étudier pas à pas et en préambule la pratique du portrait par Giacometti. Ce détour n'a de sens que parce qu'il nous entraîne dans la découverte des difficultés d'ajustement du regard dont souffrait l'artiste. J'invite le lecteur à un voyage au cœur de la pratique de la sculpture.

L'accident du portrait

Tout sculpteur ou professeur de sculpture connaît le mécanisme et le risque très particulier de « l'accident du portrait ». Cet accident artistique se produit alors qu'on est en train d'exécuter le portrait d'un modèle vivant.

Un sculpteur-portraitiste, avec l'expérience, parvient non seulement à figurer les traits du modèle, mais aussi à esquisser sa personnalité, à représenter son intériorité et à la fixer dans l'argile. Voici ce qui peut arriver lors de l'exercice du portrait. Pour faire un portrait, l'artiste organise un certain nombre d'heures de pose avec un modèle. Ces heures se répartissent sur plusieurs semaines, voire quelques mois. Le premier jet peut plaire au modèle, soit à cause de sa ressemblance dans les traits, soit à cause de la qualité de la présence vivante du sujet, soit parce qu'il reflète l'expression préférée du modèle. Le sculpteur convient nécessairement, à un certain moment, qu'il est temps d'arrêter les séances de pose.

Comme tous les humains et *a fortiori* parce qu'il est artiste, il n'est jamais totalement satisfait de son travail et oubliant, bien malheureusement, les qualités plastiques, expressives et émotionnelles de l'ébauche, il décide néanmoins de poursuivre, seul, le portrait.

Après une nouvelle période de travail acharné pour parfaire et dominer l'œuvre, le sculpteur découvre avec désarroi qu'il a, certes, réussi le portrait, mais pas celui du modèle : c'est le sien propre qui s'expose devant lui !

Il a fait un autoportrait.

C'est ainsi : dans la pratique du portrait, hors de la présence d'un modèle, un artiste ne peut fixer dans l'argile que ses propres traits. Et les portraits faits par Alberto Giacometti le ramenaient sans cesse, et au plus près, à l'autoportrait.

L'accident du portrait parle d'un fait corporel et humain singulier. La démonstration du sculpteur vient ici nous expliquer, ainsi qu'aux médecins, aux psychologues, que l'être humain, hors de l'autre, ne peut (re)produire que du soi-même.

Ici, c'est le corps du modeleur qui, par le jeu du travail de ses mains et de sa corporalité, produit et projette sa propre image pour la matérialiser dans l'argile, dès lors qu'il est seul. Voilà qui met l'accent sur la nécessité médicale et sociale de ne pas maintenir des personnes dépressives à leur domicile et, tout au contraire, de les encourager à rester dans le lien social du travail, lorsque c'est possible, et qu'il n'existe pas de conflit d'intérêt dans le milieu professionnel au retour du salarié. C'est parmi les autres et avec les autres que peuvent naître en soi des projets, des idées, des œuvres d'art, des solutions médicales, une vitalité nouvelle.

Quelles étaient les perceptions visuelles de Giacometti ? Il souffrait de troubles de la marche et de l'équilibre, ainsi que de profondes difficultés perceptives. Ses crises dépressives, à la fois existentielles et créatives, en sont probablement les éléments inauguraux et visibles, tandis que ses sculptures en sont la représentation artistique.

Ses difficultés, loin de constituer une entrave à la création, se sont extraordinairement mises au service de son art et de son œuvre. On pourrait même affirmer qu'elles ont soutenu et nourri son travail, comme sa mythologie, car au final, comme pour tout créateur, on ne pourra jamais chez Giacometti dissocier l'œuvre et l'homme.

« En parlant de Cézanne et des deux autres, écrit Henri Cartier-Bresson, il disait avec admiration : "Ce sont des monstres." Son visage a l'air d'une sculpture qui ne serait pas de lui sauf les sillons des rides. La démarche très personnelle, un talon se pose très en avant, peut-être a-t-il eu un accident, je ne sais, mais la démarche de sa pensée est encore plus curieuse, sa réponse va bien au-delà de ce que vous avez dit, il a tiré un trait, additionné et ouvert une autre équation [1]. » En 1925, au cours des cinq années de sa formation dans l'atelier Bourdelle à la Grande Chaumière, il rencontre les surréalistes et abandonne la figuration et le travail d'après nature. Il ne reprend sa confrontation avec la figuration qu'après sa rupture avec André Breton et les surréalistes, en décembre 1934. Cette rupture s'appuie

1. Henri Cartier-Bresson, Alberto Giacometti, *La Décision de l'œil*, Zurich, Scalo, 2005.

sur une dispute provoquée par Breton alors que Giacometti soulignait sa préoccupation de pouvoir sculpter une tête d'après nature qui non seulement serait ressemblante, mais donnerait corps à toute l'expérience des explorations visuelles de l'artiste !

Vers *L'homme qui marche*

Le 18 octobre 1938, Alberto est renversé par une voiture au pied de la statue de Jeanne d'Arc alors qu'il vient de raccompagner son modèle, Isabel, à son hôtel[1]. Hospitalisé, on le soigne pour deux fractures des métatarsiens du pied droit. Plâtré, il sort de l'hôpital avec ses béquilles et dit : « Je me sens mieux qu'avant mon accident. » De retour à son atelier-domicile, rue Hippolyte-Maindron, marcher avec des béquilles était pour lui une fête, c'était comme avoir trois jambes au lieu de deux ! Son sens de l'équilibre en était renouvelé, et son sens de l'espace environnant transformé.

D'une certaine façon, en plein conflit avec la figuration, il se sentait pouvant repartir d'un nouveau pied… c'est la raison pour laquelle il prolongeait son utilisation des béquilles. Pendant les trois années précédentes, Alberto s'était épuisé, en vain, à la pratique du portrait, au point qu'il s'était dirigé vers la sculpture de toutes petites figurines répondant à sa quête d'un réel. Figurines à la lisière entre l'être et le néant.

« Le désespoir régulièrement éprouvé par Giacometti en travaillant à ses petites figurines était aussi causé par l'impossibilité esthétique de rendre par les

1. Voir James Lord, *Giacometti, une biographie*, Paris, Nil, 1997.

moyens de la sculpture une figure dans l'espace qui l'entoure », écrit Nadia Schneider[1]. C'est parce qu'à cette époque Alberto travaillait le plus souvent avec un modèle qu'il subissait ses plus violentes confrontations avec la figuration. Il s'en sortit enfin, entre 1936 et 1941, grâce à de nombreux allers-retours entre la France et la Suisse, créant ainsi une distance réelle à la fois physique et symbolique entre l'artiste et ses modèles. C'est pour les mêmes motifs, selon Giacometti, que, grâce à Isabel, *aperçue au loin* boulevard Saint-Michel à Paris, donc en tout petit format selon les lois de la perspective, qu'il réalise enfin des petites sculptures figuratives en plâtre, bien proportionnées, lors de ses séjours dans une toute petite chambre au plafond bas, à Genève, dans l'hôtel De Rive. Il poursuivra cette expérience libératoire jusqu'en 1945.

En suivant le parcours d'Alberto Giacometti dans le contexte de l'histoire européenne, on ne peut pas ignorer l'imprégnation douloureuse de ces sombres et funestes périodes des deux guerres mondiales sur son œuvre. Les difficultés de perception et de placement du regard de Giacometti sont très bien expliquées par lui-même lors de son interview réalisée en 1963 par Jean-Marie Drot dans la série « Les heures chaudes de Montparnasse ».

Voici ce que dit l'artiste à propos de ses difficultés de regard, observées au cours de ses séances de pose avec un modèle et sur son conflit avec la figuration humaine : « Je ne suis peut-être pas sculpteur du tout ! Quand je regarde de face, je n'imagine pas le profil et réciproquement. Ça m'est très difficile de voir

1. Exposition « Giacometti, les années de crise, 1935-1946 », Genève, musée Rath, 2009.

dans l'espace. Je mélange tout le monde, je suis incapable de vous dessiner de mémoire. Picasso y arrive, pas moi. Même si vous posez, vous devenez vite un individu totalement inconnu, vous n'avez plus de caractère particulier et votre tête devient la tête de tout le monde. Je ne sais plus à qui j'ai affaire. Ça arrive avec ma femme que je n'arrive pas à reconnaître, ça va jusque dans la vie privée. Chacun devient tout le monde mais le particulier de chacun me devient inconnu. C'est la même chose avec mon frère qui posait pour moi tous les jours pendant deux ans et demi. Quelquefois il m'est arrivé de regarder des personnes d'une telle façon que ça déclenchait leur colère, tellement en les regardant je les fixais et les dérangeais. Quand je travaille avec un modèle, je sens toujours la menace de l'effondrement de l'être humain, comme s'il fallait développer une énergie incroyable pour tenir debout, rester en vie. Pour moi, la figure humaine c'est le seul moyen de savoir ce que je vois. »

Ces deux dernières phrases sont terribles. En l'écoutant, on ne sait si Giacometti parle du modèle ou de lui-même à propos de la sensation de l'effondrement humain. Cette menace d'effondrement dont il parle s'appuie probablement sur l'éprouvé de cette menace telle qu'il la sentait intérieurement, de même qu'en raison de l'énergie qu'il déployait pour tenir debout et marcher. Il projetait cette sensation d'effondrement à pleines mains dans l'argile comme sur ses personnages longiformes et pétrifiés jusque dans la marche. Il est clair qu'il a survécu par le travail et en sublimant sa souffrance dans l'exercice de l'art et de la sculpture en particulier.

Grâce à ses interviews, au fil de sa conversation, on ne peut qu'être touché par la subtilité de ses propos, lorsqu'il évoque combien le retour inexorable vers l'autoportrait pouvait être pour lui-même une véritable souffrance, l'échec évident du sculpteur Giacometti. Celui-ci ne savait comment poser son regard sur l'autre, un humain. Ainsi, il ne savait pas ce qu'il voyait. Après le très long travail de la pose, il constatait et convenait que ce qu'il avait représenté, c'était ce qu'il voyait. Ses troubles perceptifs, sa difficulté de marche, voire se tenir debout, proviennent, selon mon hypothèse clinique, de troubles primaires, c'est-à-dire de sa toute petite enfance, alors qu'il était un tout petit bébé.

Sa fragilité trouve peut-être même déjà son origine dans sa vie intra-utérine. Pour preuve, son œuvre intitulée *L'Objet invisible*, une superbe sculpture surréaliste, réalisée hors de toute confrontation avec la figuration humaine, corporelle. Cette sculpture est paradoxalement bien incarnée, parce que abstraite ou plutôt, parce qu'elle est précisément non figurative. Elle souligne à elle seule et en elle-même toute la difficulté du corps à corps de Giacometti dans l'exercice de la figuration. Ce personnage féminin tenant un objet non visible entre ses mains ne nous parlerait-il pas d'un non-contact charnel, même aimant, entre la mère et le bébé ? Quel est cet objet invisible aux yeux et au contact des deux mains de ce personnage féminin ?

À titre personnel, c'est parce que je comprends mieux aujourd'hui *L'Objet invisible* au milieu de toutes les créations d'Alberto que cette œuvre m'émeut charnellement. Giacometti était un homme d'une grande sensibilité et d'une très profonde fragilité, il souffrait probablement d'une hypo-esthésie proprioceptive et extéroceptive, c'est-à-dire, comme il nous le confie, d'une difficulté à sentir et percevoir l'espace, le monde autour de lui. Surtout, il ne percevait de lui-même ni l'appui de ses pieds sur la terre, ni sa propre verticalité, ni son épaisseur. D'ailleurs, il ne savait pas danser, il en était incapable. C'est grâce à sa plus célèbre sculpture, *L'homme qui marche*, qu'Alberto nous offre de partager avec lui une part intime de sa vie : l'éprouvé de sa propre corporalité.

CHAPITRE 9

De la marche qui soigne à la motricité fine

La « motricité fine » est un ensemble de mouvements fins et subtils, non volontaires, non conscients, qui se matérialisent le plus souvent dans le contact et la relation interhumaine. Il arrive néanmoins que des désordres touchant à la motricité fine s'expriment en permanence et de façon stable, comme s'ils étaient inscrits dans la chair, hors de toute relation. Cette motricité fine s'observe et se dessine dans certaines attitudes ou certains gestes et souvent dans toutes les positions spatiales. Au sein de la motricité générale comme de la gestuelle la plus ordinaire, ces mouvements fins qui deviennent atypiques provoquent une chorégraphie non cohérente et disharmonieuse du geste, de la posture, des déplacements, de la réponse motrice normalement attendue.

Ces mouvements discrets que l'expérience permet de déceler ne témoignent pas d'une atteinte neurologique. Ils attestent plutôt d'un état d'être de la personne, sur l'instant, exprimant par et dans sa corporalité l'histoire de ses premiers contacts. D'une certaine manière, par le jeu de sa corporalité, grâce à sa motricité fine et au tonus neuromusculaire qui la supporte, le sujet manifeste sa présence à lui-même et à l'autre à la fois en temps réel et dans son passé : marqué par les empreintes psychiques et affectives de son histoire.

Le tonus et la relation

Le tonus neuromusculaire est une fonction primaire par laquelle l'humain manifeste physiologiquement sa vitalité et son état d'être. Il procède et se révèle par l'état de tension de nos muscles dans les circonstances les plus variées de la vie quotidienne. Ainsi, avant l'effort ou à l'occasion d'une rencontre, il est très différent dans son activité de ce qu'il peut être au moment de l'endormissement.

Ce tonus est donc doté d'une capacité de variabilité et d'adaptation. Pour en comprendre la physiologie, il vaut mieux, donc, parler des différents états situationnels et contextuels du tonus neuromusculaire. De la sorte, celui-ci va s'exprimer par un nombre de réactions variées et subtiles dans toutes nos relations affectives et sociales.

Le tonus est également le premier processus d'information et de langage corporel entre le parent avec le nourrisson ou le petit enfant. Dans le contact, il témoigne de l'état de l'autre dans la situation de son vécu du contact.

Le tonus neuromusculaire fonctionne essentiellement grâce à des propriocepteurs particuliers que l'on appelle les « fuseaux neuromusculaires ». Ces petites structures anatomiques bien connues des muscles striés ne sont pas à proprement parler de nature musculaire mais des récepteurs sensitivo-moteurs qui se situent en parallèle des fibres musculaires striées. Ces fuseaux neuromusculaires sont innervés par des fibres nerveuses appelées « les motoneurones A gamma ». Leurs fibres sensitives sont spécifiques. Leur activité, non consciente, est indépendante du contrôle volontaire des mouvements.

Le rôle des fuseaux neuromusculaires a été particulièrement souligné par Frans Veldman, fondateur de l'haptonomie. Il leur attribue une place déterminante dans les interactions somato et psychosensorielles qui participent aux différentes modalités de contacts psychotactiles propres à cette pratique de santé.

Sans entrer dans les détails de la neurophysiologie, retenons simplement les quatre notions suivantes.

Le *tonus musculaire de fond*, dit « de repos », aussi appelé tonus psychomoteur, est une tension souple et élastique des muscles, essentiellement statique, qui dépend de notre état psychique. Les muscles sont en état d'attente, prêts à agir. Cette forme de tonus exprime notre vitalité au repos. Elle est strictement individuelle et varie d'une personne à l'autre.

Le *tonus musculaire de vigilance* est le tonus de notre verticalité. Il révèle à sa façon une certaine alerte, une prémotricité. Il assure le soutien du corps debout comme assis, sur l'instant. Ce tonus est actif dans une situation dynamique sans action véritable ni mouvement et sans déplacement. Il assure et stabilise l'activité posturale des muscles dans la verticalité tout autant qu'il atteste de l'état de défense et de vulnérabilité du sujet. Son activité varie d'un sujet à l'autre et témoigne, elle aussi, de son état psychique. Cette activité du tonus de vigilance se manifestera par exemple dans une proximité à autrui, surtout en situation de crainte et d'autodéfense, où des réponses ajustées d'alerte et d'autodéfense sont indispensables.

L'*eutonus*, ou tonus musculaire de présence rationnelle, est un état de tension équilibrée des muscles au cours d'une rencontre empathique et rationnelle. Eutonus veut dire « bonne tension ». Ce tonus est donc actif, dans une action dynamique où préside l'empathie de la rencontre et non l'intention. Dans la corporalité, il témoigne d'un sentiment agréable et réciproque de la rencontre.

Le *tonus musculaire d'extension*, défini par l'haptonomie, concerne une fonction permettant d'intégrer, dans l'espace, les objets, instruments et êtres vivants comme un vécu corporel. On perçoit grâce à ce tonus musculaire le poids, la forme, le contour des objets, comme « au-delà de soi ». Cette description rejoint les découvertes de Rizzolatti sur les neurones miroirs. En haptonomie, il s'agit d'une forme d'extension de son propre vécu et de sa conscience corporelle autour des objets et des lieux permettant d'intégrer très subtilement leurs dimensions, poids, leur position spatiale, etc.

Plus généralement, le fonctionnement de notre tonus musculaire soutient et préside aux échanges non verbaux entre sujets. Il précède toute forme verbale dans nos relations humaines, sociales et affectives. Cliniquement, le tonus neuromusculaire prend une importance déterminante lorsqu'il s'agit de faire état de la nature des tensions du sujet dans la rencontre thérapeutique et médicale. L'expression clinique du tonus musculaire repose sur la sensation que le patient transmet au thérapeute de l'état de sa vitalité. C'est par cela qu'il témoigne de sa validité et de son entité clinique. On pourrait dire en conclusion que le tonus exprime par la variabilité de ses manifestations l'état de base de l'humain dans ses différentes situations de vie. La motricité fine, soutenue par l'état du tonus, prend corps dans notre verticalité.

Ainsi, elle accompagne et témoigne de toutes les situations du tonus psychique et corporel dans la gestuelle, la verticalité et la rencontre. C'est la vitalité de ce tonus qui est recrutée, sollicitée et stimulée dans la marche portante.

Quand les mains sont absentes de la marche

Certaines personnes semblent flotter quand elles se déplacent. C'est le regard qui les dirige, et non les impulsions plantaires. Ces sujets sont extrêmement vulnérables, car ils n'éprouvent pas de sensation de leur propre corps ni le porté de celui-ci dans la marche. Ces personnes se retrouvent souvent gravement déstabilisées dès que leur contrôle visuel est affecté par la pénombre ou par une baisse de la vision binoculaire.

D'autres personnes sont victimes d'une gestuelle précipitée, trop rapide, trop brusque dans l'exécution de mouvements simples. En général, elles se blessent, se cognent, tombent de façon récurrente. Ces personnes éprouvent beaucoup de difficultés dans la perception spatiale et leur sensori-motricité est au mieux rodée, calibrée pour n'effectuer qu'un seul geste à la fois et d'un point à un autre, sur une seule trajectoire. Dès qu'elles font plus d'une tâche à la fois, elles se blessent.

Invitant mes patients à marcher et à se déplacer, il m'arrive d'observer, dans le mouvement naturel d'écart des jambes à la marche, certaines anomalies très installées. Le mouvement de leurs jambes est tel qu'ils paraissent marcher comme sur « un fil étroit », avec un espace de mobilité latérale donc de stabilité du corps très réduit.

Certains autres se meuvent avec une absence de tenue des hanches et du bassin.

Je croise même des patients qui, bien que marchant, ne se portent pas et sont dans une totale passivité motrice. Leurs muscles sont très faiblement actifs et leur déambulation s'accomplit comme dans un sommeil musculaire. La musculature est, dans leur cas, peu sollicitée, le porté du corps est totalement articulaire et s'accomplit sans le soutien élastique de l'appareil musculaire. Ces patients vivent un perpétuel déséquilibre instable dans leur posture et leur gestuelle.

Les descriptions qui précèdent auraient peu d'intérêt si ces désordres ne posaient de sérieux problèmes neuro-bio-mécaniques à ces mêmes patients. Très fréquemment, j'ai pu observer chez eux que les mains n'étaient pas présentes dans la marche. Cette absence déclenche la perte du balancement naturel des deux bras et le blocage du mouvement des épaules dans la marche. L'absence de ces mouvements pendulaires n'est jamais consciente, mais les conséquences lésionnelles qui se créent, à bas bruit, sur les articulations des épaules sont importantes.

Position couchée et mémoires du corps

Quand le patient est allongé sur le lit d'examen médical, il peut manifester, par l'intermédiaire de son tonus, de fins mouvements, des réactions non conscientes qui illustrent pour une bonne part la nature du contact et des relations dites « primaires ». La relation de soins dans la position allongée ramène le patient, grâce à la mémoire de sa corporalité, dans la situation archaïque du vécu des premiers gestes de soins maternels, parentaux.

Cette posture n'est pas consciente, mais les engrammes corporels des premiers contacts et échanges charnels sont cependant bien là. Les manifestations musculaires de cette mémoire de la rencontre primaire sont fines, subtiles et très présentes.

Trois exemples :

– par un trop grand relâchement musculaire, le sujet peut mettre en relief une attitude par rapport au passé, d'attente passive de la rencontre, une attente sans fin et sans réponse ;

– par des subtiles contractions d'anticipation, dans un élan répété vers l'autre, il peut au contraire manifester une difficulté structurelle à prendre et trouver sa place à côté des autres, au sein de la communauté ;

– par une très forte défense au toucher, il atteste de sa réelle vulnérabilité ou de son rejet au passé, d'un contact ambivalent.

Ces situations, toujours individuelles et particulières à chacun, témoignent d'un passé bien présent dans la chair. Lorsqu'il s'agit de revisiter et de questionner ces expressions subtiles de la motricité fine, seuls certains patients sont capables d'associer verbalement leurs difficultés présentes de rencontre et de relation avec des éléments vécus et intimes de leur histoire personnelle.

Entre le corps, la parole et la psyché

Ces mouvements fins constituent un ensemble clinique cohérent, entre parole et corporalité, lors de l'examen et des soins, à l'écoute subtile de la plainte du patient. Ils témoignent de l'inscription corporelle du passé des rencontres primaires ; et conjointement, par la parole et le langage, ils attestent de ce qui se rejoue somatiquement sur l'instant pour le patient dans le contact. Au fond, certains instants de la consultation témoignent des synchronicités entre la motricité, le tonus, l'affectivité, l'état d'être du sujet et la protohistoire de celui-ci.

L'intégration de la « motricité fine » comme entité clinique et thérapeutique permet aux praticiens d'adopter une nouvelle attitude soignante et de sentir avec précision, dans la pratique des soins à la personne, combien, à chaque instant, nous pouvons éviter de traiter le patient comme un objet.

Cette expérience est simple à apprendre et à réaliser ; le vécu du patient comme l'éprouvé du praticien en sont totalement transformés.

L'anticipation motrice

Les réactions par anticipation de certains patients sont toujours à considérer avec sérieux, car elles sont souvent le témoignage d'une souffrance. Les contractions d'anticipation s'observent dans certains gestes et sur la tension musculaire au repos. L'anticipation est le plus souvent très fine et subtile. Elle s'apparente à un mouvement mal synchronisé, à une sorte d'élan, plus précisément à un état permanent d'aller au-devant des choses et des personnes qui ne permet pas au patient de vivre dans la sécurité d'être à sa place. L'anticipation prend appui sur un état d'inquiétude archaïque de ne pouvoir être autrement parmi les humains. Ces manifestations cliniques fines et musculaires pourraient être également le témoignage et aussi l'expression d'une très forte dépendance à autrui. Ces consultations, avec des patients d'âge adulte, peuvent être ainsi une excellente occasion de les aider à se soulager de certaines difficultés d'être, sans pour autant faire de ces soins une psychothérapie.

D'un autre côté, il est souvent très difficile pour certains analysants de parler en thérapie de questions non conscientes s'inscrivant dans le registre des anticipations ou de leurs inhibitions gestuelles. C'est la raison pour laquelle j'encourage nombre de mes patients en psychothérapie à faire un travail sur l'éveil de la conscience proprioceptive en recourant à la pratique du Feldenkrais, du taï-chi, ou de la méthode Alexander. Pour revenir aux consultations destinées aux tout-petits, je crois que le dépistage précoce chez l'enfant de ces manifestations motrices subtiles et pathogènes est à considérer avec la plus grande attention.

L'histoire suivante va nous éclairer sur l'anticipation motrice. Lorenzo est argentin. Universitaire, astrophysicien, âgé d'une cinquantaine d'années, il est marié et père de trois enfants. Nous nous voyons depuis plusieurs années. Un automne, il vient me consulter avant ses congés. Il souffre encore de certaines douleurs des hanches et de discrètes lombalgies. Enseignant, il est le plus souvent assis pour assurer ses cours et les nombreuses corrections de copies d'examen. Pour compenser et par plaisir du mouvement, il pratique la danse et surtout le tango.

Je l'invite à marcher pour vérifier avec lui si, à l'occasion de ce geste ordinaire, il ne créerait pas certaines lésions. En fait, en marchant, il ne porte pas sa base, ni ses hanches. Son mouvement de marche est tel qu'il « relâche » anormalement sur chaque pas et en alternance chacune de ses hanches. Ce mouvement qui correspond aux canons artistiques du déhanché des modèles de l'époque Renaissance est anormal biomécaniquement dans une marche bipède. Il génère un surmenage des articulations sacro-iliaques, développe une irritation des ligaments ilio-lombaires, des tendinites du muscle moyen fessier.

Je suggère donc à Lorenzo de modifier son mouvement en reproduisant d'abord, devant lui, son geste de marche, puis en lui montrant comment il peut porter, soutenir musculairement, ses hanches et sa base. Je lui renouvelle au passage la nécessité de se porter par le ventre, en recrutant subtilement son tonus de base abdominal, entre le pubis et l'ombilic afin de recentrer le porté global de sa posture au niveau central de son abdomen. Comme il s'approprie difficilement ces précieux réglages, je l'invite à s'allonger sur le dos pour l'examiner plus précisément.

Entre deux gestes de soin, Lorenzo me dit ceci :

« Vous savez, c'est incroyable comme la pratique du tango me fait découvrir certaines difficultés.

– Pourriez-vous m'expliquer plus précisément que je comprenne ?

– Il s'agit de ma façon d'anticiper le mouvement. C'est un peu comme si j'allais toujours de l'avant, en force, anticipant les événements ou leurs solutions et finalement, ça devient vite insupportable pour mes proches, mes collègues et dans ma famille, surtout avec mes enfants, c'est récurrent.

– Ce serait donc comme une sorte de difficulté subtile à être synchronisés ?

– Exactement.

– Donc, si j'ai bien entendu, vous semblez associer quelque chose qui s'exprime via votre attitude motrice, gestuelle, avec des éléments non conscients jusqu'alors du psychisme ?

– Oui, parfaitement.

– Je crois que vous pourriez peut-être remédier à cela, pour peu que vous soyez mieux à l'écoute de ces anticipations et la danse pourrait vous permettre de corriger subtilement ces mécanismes très ancrés dans le soma. »

Lorenzo descend de la table d'examen, je lui demande de me faire sentir debout comment se déroulent ses anticipations. Nous esquissons alors quelques pas de tango, Lorenzo étant le directeur sur l'instant, de la danse. Il me dit alors : « Vous savez, à l'origine, le tango est une danse qui a été inventée en Argentine par les hommes. »

Effectivement, dans le mouvement, Lorenzo anticipe mon geste, comme s'il le précédait. Comme s'il allait trop vite et trop fort pour moi. Je lui propose de procéder autrement, même si je ne suis pas spécialiste du tango. « Recommençons les mêmes pas, mais vous allez essayer de sentir toute ma verticalité, mon tonus jusque dans mes pieds et m'inviter à vous suivre tout en étant dans la sensation de ma verticalité. »

Très vite, Lorenzo me guide parfaitement alors que nous sommes totalement ensemble. Nos corporalités sont bien synchronisées dans les mouvements fluides du tango. Je lui confirme que ses douleurs lombaires provienneent sans doute de ses anticipations et de ses efforts trop prononcés dans le tango et dans d'autres configurations gestuelles. Nous décidons au bout de quelques minutes que la chose est assez claire pour qu'il puisse s'en servir et reproduire pour lui-même cette expérience. Il repart le lendemain à Buenos-Aires participer à un concours annuel de tango !

Il est clair ici que la mise en gestes était urgente et nécessaire pour cet astrophysicien qui cherchait à comprendre et à sentir subtilement comment sortir d'un mécanisme somatique douloureux. J'avoue volontiers que de telles séances de travail m'apportent beaucoup de joie, tant leur forme, guidée par l'intuition clinique, devient créative, ludique et juste à la fois. Sous cette forme, ces séances sont efficaces pour certains patients, parce qu'elles se déroulent dans un cadre éthique et dans le contexte d'une consultation médicale.

CHAPITRE 10

Trois conversations cliniques

Adèle

Adèle a trente-trois ans. Elle vient consulter une fois par mois. À l'origine, elle souffre d'importantes névralgies cranio-cervico-brachiales droites, chroniques. Après une longue période de soins ostéopathiques qui la soulagent, nous nous orientons vers le traitement de certaines difficultés motrices et posturales qui sont probablement à la source de ses douleurs. Adèle présente en effet une dysharmonie de marche et plus largement gestuelle que nous allons travailler durant quelques mois. Au cours de ce travail, dont elle s'approprie le sens, elle va mettre quotidiennement en pratique ses nombreuses acquisitions et ainsi en vérifier l'efficacité. Tout l'encourage à s'accaparer ce travail sur la marche portante et affiner ses progrès, d'abord son mieux-être, très concret et immédiat, ensuite ma propre conviction et mon expérience des résultats attendus qui soutiennent sa propre motivation.

Nous sommes en juin 2011. Adèle écrit alors ceci :

« *Avant le traitement.* À partir de l'âge adulte, blocages et pincements au niveau des vertèbres d'abord de temps en temps puis de plus en plus souvent. Les blocages et tensions, devenus chroniques et parfois immobilisants, ont provoqué des insomnies et des difficultés à m'extirper du lit le matin en souffrant au moindre mouvement. L'épaule droite, presque luxée, est douloureuse jusqu'au bras et au cou. Raideur extrême et manque d'harmonisation entre les différentes parties du corps. Tendance fréquente à la perte d'équilibre.

» *Au cours du traitement.* Séances suivies d'exercices à faire régulièrement à domicile : nombreux étirements agissant successivement sur la souplesse articulaire, l'amplitude des mouvements d'épaule, leur rééquilibrage, pour obtenir enfin une meilleure mobilité du corps dans son ensemble. Nouvelle étape basée sur une « rééducation », un apprentissage des bons mouvements du corps, la compréhension de sa mécanique à travers le mouvement de marche et les différentes postures quotidiennes du corps. J'ai alors progressivement intégré une autre façon de marcher, de me tenir… et donc d'être. Mes habituels petits pas ont pu s'allonger tout en prenant mieux appui sur les orteils, au lieu des talons qui faisaient basculer facilement mon corps en arrière auparavant. J'ai dû apprendre à utiliser mes genoux moins fléchis afin d'obtenir naturellement une torsion alternée du bassin pendant la marche. La rotation des mains vers l'extérieur provoquant le balancement des bras lorsque je me déplace a été déterminante pour m'aider à acquérir naturellement une marche correcte.

» J'ai compris que toutes ces actions simultanées sur les différentes parties de mon corps optimisaient sa mobilité. Le corps est désormais sollicité à tous les niveaux. Mes épaules et mon bassin qui jusqu'alors demeuraient figés pendant la marche s'animent enfin, sur chaque pas, provoquant une fluidité qui me rend différente. Ce déverrouillage naturel a graduellement corrigé l'asymétrie importante entre le côté droit et le côté gauche de mon corps, notamment au niveau de l'épaule droite qui initialement était bien atrophiée. Cette amélioration de l'état de mon épaule estompa par "ricochets" mes tensions et craquements cervicaux. Mon corps s'est beaucoup assoupli et sa musculature est mieux répartie.

» J'ai parallèlement découvert l'importance du "tonus abdominal" qui confère à mon corps toute sa verticalité (telle une bonne architecture allant du pubis jusqu'au cou ; le bassin, les épaules et le menton étant alignés, cela atténue ma cambrure cervicale et empêche ma tête de partir en arrière, ce qui soulage ma nuque). Cette nouvelle posture a donné à mon corps davantage d'équilibre lors de la marche. Les différentes parties de mon corps ainsi "rassemblées" lui apportent une "entièreté" qui s'est substituée à un état "désarticulé". Ces apports, enrichis par les sensations de force, d'équilibre et de fluidité du corps m'ont aussi donné accès à une sécurité intérieure que je n'avais jamais connue jusqu'alors. Je ressens davantage de sérénité et de légèreté dans mon quotidien.

» Aujourd'hui, mes blocages et tensions douloureuses se raréfient et lorsqu'ils se manifestent, ils disparaissent tout seuls, au bout de quelques jours, grâce je pense à la mobilité retrouvée de l'ensemble de mon corps qui n'est plus endolori. Mon travail est récompensé car je me rends compte depuis peu que je n'ai plus à penser à me corriger lorsque je marche ; mon corps a fini par mémoriser ses nouvelles postures qui deviennent naturelles. »

Nous sommes en décembre 2011. Voici, sous le contrôle d'Adèle, le résumé de notre dernière consultation.

Pour faire le point sur ses progrès les plus récents, elle choisit de parler d'une autonomie retrouvée.

Adèle : « Je n'ai plus besoin de vous en tant que béquille, d'ailleurs je n'ai plus besoin de béquille. J'ai un sentiment de stabilité et la certitude d'être habitée par une grande sécurité personnelle. Je suis sûre de moi dans mes gestes et plus dans le présent. J'ai donc moins d'angoisses existentielles, je rumine moins. Je suis présente à l'immédiateté, plus chez moi et moins préoccupée dans la relation à l'autre, par l'image que je renvoie. Je vais plus à l'essentiel. Le déclic s'est produit au moment où j'ai réussi à poser le pied au sol correctement. J'ai commencé à aller vraiment mieux lorsque j'ai pu agripper le sol avec les orteils. »

Sur les derniers propos d'Adèle, je suggère que nous reprenions et revisitions les derniers progrès de sa motricité. Ainsi, je lui propose de ressentir la séquence essentielle d'amorce de la marche. C'est en effet lors de ce démarrage que le sujet peut percevoir le transfert plan et fluide du mouvement, d'une hanche à l'autre, sur une simple diagonale. L'invitant à se déplacer pour visualiser moi-même les derniers anachronismes de sa marche, je constate qu'Adèle relâche trop par instants, la musculature de ses hanches lors de la marche, créant ainsi un déhanchement anormal. La correction de ce détail très particulier est essentielle pour éviter la survenue, sur chaque pas, d'une irritation des articulations sacro-iliaques du bassin. Adèle se corrige immédiatement et souligne : « Cela change tout dans le vécu de mon bassin. »

Voici ce qu'écrit Adèle après cette dernière séance : « Cette présence de mon bassin a eu sur moi un effet d'ordre purement psychologique. Le soutien de mon bassin a entraîné mécaniquement le redressement postural de mon corps lors de ma marche qui contribue aussi à le délier. Je réoccupe ainsi l'espace qui m'est dû et, pour ainsi dire, je reprends mes droits. Je me sens de ce fait plus respectable, symboliquement plus "fondée à exister", car je suis davantage portée par mes fondations. Ce nouvel et récent apprentissage n'est pas encore totalement mémorisé par mon corps. Je dois encore penser à ce détail lors de ma marche. Cependant, cet ajustement apporte un tonus non négligeable à l'ensemble de mon corps, ce qui accroît encore mon sentiment de force intérieure et d'équilibre. S'il m'arrive parfois d'avoir des tensions, celles-ci restent furtives et les rares craquements qui surviennent ne provoquent plus de douleur. Mon mieux-être est procuré, porté par mon corps lui-même. »

Suzanne

Suzanne a trente-cinq ans, elle est mariée, a deux enfants. Professeur d'histoire-géographie en lycée à Grenoble, elle vient me consulter en janvier 2005 pour d'importantes douleurs à la marche. Opérée à deux reprises, à l'âge de vingt et vingt et un ans, pour chaque hanche, elle souffrait d'une dysplasie congénitale des deux hanches. Bien soignée et justement rééduquée, elle est restée dix années sans souffrir et sans gêne pour ses déplacements. Lorsque nous nous rencontrons, sa locomotion est très pénible et même sans l'aide de cannes elle est très limitée par la douleur. Suzanne souffre énormément et ses dernières consultations en orthopédie ont mis en relief une arthrose des deux hanches, un début d'arthrose sur un genou. Les chirurgiens consultés lui proposent à moyen terme la pose de deux prothèses totales de hanche. Pour l'heure, elle s'arrange avec son traitement médical, de la piscine deux fois par semaine et du taï-chi.

Suzanne est une personne plutôt dynamique qui, sans être une sportive confirmée, a néanmoins une vie saine. L'exercice de son métier d'enseignante la contraignant souvent à des stations debout prolongées, elle est obligée de s'asseoir de plus en plus souvent et sa fatigabilité augmente. Après une anamnèse poussée sur la nature de ses limitations motrices et douloureuses, je lui propose de marcher afin d'évaluer avec elle l'ensemble de sa motricité.

Dès cette première consultation, je remarque que Suzanne se déplace avec pesanteur, sans mouvement de latéralité du bassin et des jambes qui semblent revenir l'une vers l'autre, ses pieds se croisant presque sur chaque pas. Elle est voûtée, ses épaules sont rentrées et partent vers l'avant. Elle marche avec la tête penchée vers le bas, les yeux rivés au sol. Son périmètre latéral de marche est également réduit par l'absence de balancement de ses deux bras.

Comme je l'ausculte dans un second temps sur ma table d'examen, je ne lui trouve pas d'énormes résistances articulaires ni musculaires au niveau des hanches et du bassin. Je découvre néanmoins de fortes rétractions dans les aponévroses des muscles postérieurs des deux membres inférieurs pour lesquelles je lui confirme que le traitement par des étirements doux et réguliers l'aidera assurément. Je la soigne, puis je lui apprends les étirements en question.

Comme mon attention s'est portée sur la désorganisation de sa marche, je lui propose sur l'instant de lui montrer comment procéder pour trouver plus de fluidité et de légèreté. Nous consacrons une bonne demi-heure à la mise en place de la sensation de la marche portante. Malgré quelques difficultés avec le recrutement de son tonus abdominal, elle est ravie de découvrir qu'elle peut se déplacer sans sa pesanteur habituelle et ce grâce à un mouvement de propulsion.

Nous recommençons plusieurs fois, elle fait des progrès essentiels lors de cette première séance. Elle va donc mettre cette motricité en place, du mieux qu'elle pourra, et va continuer avec mon soutien toutes ses pratiques corporelles. Nous nous reverrons par la suite au rythme d'une fois par trimestre.

Pour l'aider, je lui adresse parallèlement des documents écrits par mes soins sur ce sujet.

En octobre 2006, Suzanne va mieux, mais sa motricité ne l'aide pas à sortir de certaines douleurs récurrentes en fin de journée malgré toute sa bonne volonté pour appliquer ses acquisitions.

Comme nous nous connaissons mieux, Suzanne me parle un peu de son histoire personnelle.

Elle a entamé une psychothérapie depuis trois années, pour trouver un meilleur accord avec sa féminité.

Lors de cette consultation d'octobre 2006, nous reprenons toutes les bases indispensables pour aboutir à une plus grande fluidité de sa marche.

Cependant, quelque chose ne va pas. Le balancement de ses bras reste très limité et ses efforts n'y font rien, au contraire. C'est alors que je l'invite à mettre davantage ses mains dans l'espace. C'est un peu mieux, mais pas harmonieux. Subitement, la regardant marcher, je lui demande de s'arrêter et, aussitôt, je lui dis ceci : « Vous allez utiliser d'abord vos mains pour marcher, comme si c'étaient vos mains qui allaient commander à votre corps, inviter le reste du mouvement de marche. »

Ce que je vois me comble d'émotion : Suzanne se déplace totalement et normalement dans un joli mouvement harmonieux et fluide. Elle répète, pour bien l'incorporer, ce nouveau mouvement de marche à partir d'une présence prioritaire de ses deux mains dans l'espace.

Ce jour-là, nous avons savouré le plaisir d'avoir résolu ensemble une sacrée énigme : comment remédier à la dysharmonie ancienne de sa marche. Depuis, Suzanne va bien, même si elle a conscience qu'une opération sera un jour nécessaire, mais elle n'a plus de douleur ni de crainte puisqu'elle sait comment retrouver par elle-même une motricité soignante, fluide et agréablement féminine. D'ailleurs, elle a repris la randonnée.

Marina

Marina, divorcée, deux enfants, a quarante-sept ans. Elle est très sportive. Je lui laisse la parole :

« Suite à plusieurs mois de douleurs tantôt localisées à la racine du deuxième doigt du pied gauche, tantôt diffuses à l'ensemble des deux pieds sous forme de picotements précédant un engourdissement lancinant, j'ai consulté deux chirurgiens orthopédistes. Ces médecins ont conclu que je souffrais d'une bursite au niveau de la première phalange du deuxième doigt du pied gauche et d'un hallux valgus prononcé aux deux pieds. Ces différentes lésions induisant mes tourments lors de la marche que je pratique plusieurs fois par semaine et en randonnée pendant les vacances.

» Les résultats des interventions se sont révélés très insatisfaisants, particulièrement en ce qui concerne le pied droit. Le pouce tourné vers l'intérieur qui suscite actuellement un frottement permanent avec le doigt suivant et un resserrement des espaces interdigitaux de l'ensemble du pied, ainsi qu'une absence d'appui sur l'avant-pied droit.

» Avant d'envisager une nouvelle intervention chirurgicale, j'ai eu la possibilité d'être prise en charge par un staff regroupant des professionnels de santé concernés par les pathologies du pied. C'est là que j'ai rencontré Jacques-Alain Lachant.

» À ce stade, ni les semelles orthopédiques réalisées par un podologue, ni les séances de kinésithérapie n'avaient pu m'apporter de soulagement.

» Difficile de porter autre chose que des chaussures plates et confortables avec une semelle épaisse.

» Jusqu'ici sportive et très active, j'avais désormais la sensation d'être une vieillarde à quarante-sept ans !

» Dès la première séance d'ostéopathie, Jacques-Alain Lachant m'a fait prendre conscience que ma marche était disharmonieuse : talonnades, pas ou peu d'appui sur les avant-pieds, impossibilité de tenir en équilibre sur un seul pied (en particulier le droit), aucune tonicité de la voûte plantaire. Au niveau de mon ressenti, chaque pas nécessitait un effort, le buste "traînant" les membres inférieurs. Je marche toujours très vite et d'un pas très décidé, mais avec une telle dépense d'énergie, en fin de journée j'étais épuisée par la lutte. Le mental dirigeait tout mon corps et le moins que l'on puisse dire c'est que ce dernier ne jubilait pas !

» Dans un deuxième temps, nous avons fait des exercices côte à côte visant à observer et ressentir les différences de posture, avant de mettre en place une nouvelle façon de "mettre un pied devant l'autre". Donner l'impulsion avec le pied arrière puis dérouler à partir de ce point origine provoque un redressement du buste instantanément, le corps avance "dans son ensemble" et non plus "tête la première", sangle abdominale, fessiers, cuisses se contractent lors de la poussée, les membres inférieurs font leur travail, ils portent le corps, les bras balancent, donnant une souplesse à l'ensemble. On s'en trouve allégé, comme libéré d'un fardeau, centré, ancré dans le sol avec une sorte de sentiment de sécurité intérieure qui grandit avec la reproduction de l'expérience.

» Aujourd'hui, je ne marche pas toujours spontanément, selon les préceptes qui m'ont été enseignés par Jacques-Alain Lachant, mais, dès lors que je reprends conscience de cet acte essentiel, j'éprouve un sentiment de bien-être quasi instantané, aussi bien physique que psychologique. Les effets cumulés de ce travail agissent dans le temps sur mon état général, ma fatigue en l'allégeant de façon significative et cela participe sans conteste au même titre que la méditation et une activité sportive régulière à mon épanouissement personnel.

» Dès que j'en ai l'occasion j'essaie de faire partager cette expérience tant j'ai la conviction que les effets bénéfiques sont sans commune mesure avec la simplicité du *modus operandi*. »

CHAPITRE 11

Le sentiment de l'entièreté psychosomatique

La verticalité animée correspond à un état d'être, une sensation de présence ressentie grâce à la marche portante, qui est, nous l'avons vu, un mouvement fluide et léger. Je vais à présent tenter d'expliquer comment notre motricité peut se mettre au service de notre psychisme en sollicitant le sentiment de l'entièreté psychosomatique.

L'existence de certains désordres de la motricité fine révèle chez le sujet, comme le chapitre précédent l'a montré, des difficultés d'être qui datent de la toute petite enfance. Les troubles de la motricité fine s'expriment généralement, soit dans la verticalité posturale (la motricité dynamique), soit dans l'horizontalité posturale (la motricité au repos), soit dans les deux à la fois. Quel que soit le cas de figure, les dysharmonies agissent et informent sur l'état psychique du sujet devenu adulte.

Pour vous faire sentir et percevoir cette dimension des liens soma-psyché, je vous propose une définition simple de l'unité et de l'équilibre psychosomatiques. L'être humain est une unité psychosomatique. Dans cette unité, rien ne sépare le psychisme du soma. Cette unité peut encore être appelée simplement *la corporalité*, expression que j'utilise le plus fréquemment. L'équilibre psychosomatique de l'humain est en perpétuel remaniement, tout au long de la durée de sa vie et cet équilibre varie en fonction de l'âge et des expériences imposées par l'existence. La vitalité de l'homme change, évolue. Mais ce qui ne change pas dans cette vitalité qui se transforme et évolue, ce sont des besoins comme : apprendre, découvrir, jouer, trouver du plaisir de vie, aimer et être aimé, atteindre la capacité à éprouver de la joie de vivre, posséder un sentiment personnel de sécurité d'être.

Concrètement, tout être humain, par sa naissance, doit pouvoir s'appuyer sur un socle existentiel solide pour advenir. Un socle de sécurités affectives, psychiques, physiques. L'humain rencontre cependant de nombreux obstacles pour parvenir à édifier ce socle de vie autonome mais, de mon point de vue, et malgré ses éventuelles difficultés de « démarrage », l'humain peut largement améliorer la quotidienneté de sa vie, même en vivant parmi les loups.

L'unité psychosomatique s'appuie sur des sensations et des sentiments.

La sensation de l'ancrage

Cette sensation n'est pas comme l'Arlésienne d'Alphonse Daudet. Soit nous l'éprouvons, soit elle n'est pas. Elle est perçue, dès que la marche est portante depuis les pieds, grâce à des messages sensitifs qui proviennent d'un mouvement moteur ascendant transmis par les muscles fléchisseurs plantaires et les nombreuses et riches terminaisons nerveuses situées sous la peau de la plante du pied et des orteils. Ces messages neurologiques renvoient au cortex des informations sur l'ensemble de ce mouvement. Le système nerveux procède à l'intégration d'une nouvelle donnée motrice, posturale et dynamique. Il intègre *un nouveau mouvement* qui, partant du sol et remontant harmonieusement vers le sommet du crâne, fait référence à une verticalité nouvelle, singulière.

L'éprouvé du mouvement de la marche portante est à la fois celui d'une grande cohérence gestuelle et aussi celui d'une cohésion motrice pour l'ensemble du corps. En ce sens, il conduit à un sentiment d'unicité, de légèreté et d'harmonie de soi.

Plus subjectivement, cette sensation d'ancrage est celle de posséder des « racines » portantes, des racines personnelles qui proviennent de soi. Ce détail « subjectif » est pourtant essentiel, car il n'est plus nécessaire de procéder par l'imagerie mentale pour accéder à la sensation de l'ancrage. *La sensation parvient à soi*. Cette sensation est celle d'une force portante, un mouvement de l'ensemble de sa verticalité, *dans la légèreté*.

La perception de l'espace et des limites de la corporalité

Lorsque la sensation de sa propre verticalité devient présente et stable, le sujet peut percevoir, sentir l'espace qui l'entoure dans tous les plans de l'espace environnant. Cette perception spatiale assure alors physiquement, *en retour*, un effet « contenant de la corporalité ».

La sensation de l'espace est alors comme un corps ou un espace physique qui vient compléter et étayer la sensation des contours de la corporalité. Le sujet a, de cette façon, la sensation d'exister dans son environnement, dans l'espace. La sensation du vide ou l'absence de sensation spatiale est remplacée par la *sensation du plein de l'espace*. Cet étayage contenant de la corporalité permet à certains patients de découvrir par exemple la sensation de leur taille, la limite de leurs contours. Ces sensations perceptives nouvelles sont fondamentales pour des patients souffrant des séquelles d'affections dépressives chroniques, d'origine précoce.

Pour certains, découvrir la sensation des limites propres de sa corporalité est une victoire sur un profond sentiment d'insécurité. Cette observation nous ramène vers la condition d'être du bébé et du petit enfant. Lorsque le tout-petit bénéficie d'un environnement physiquement, psychiquement et affectivement contenant et présent, il éprouve une sensation de sécurité contenante.

Certains enfants ne ressentent jamais cette sensation contenante pourtant très charnelle et risquent de s'effondrer psychiquement et physiquement, surtout au stade de nourrisson. Ces risques bien réels doivent mobiliser les spécialistes de la petite enfance comme les parents sur la manière de travailler à la mise en place de ce socle contenant pour la vitalité des tout-petits.

Les parents ne savent naturellement pas repérer les troubles de la motricité fine de leur petit pour le guider et si besoin le nourrir de cette sensation de sécurité contenante. Je les rassure, tout ce chemin diagnostique, thérapeutique et préventif est accessible et à la portée du plus grand nombre. À l'évidence, nous avons beaucoup à partager sur ce sujet.

L'espace et la relation à autrui

L'intégration corporelle de la sensation de l'espace est une base essentielle pour la régulation de la relation avec un autre humain.

L'espace, senti comme présent, intervient brusquement comme un tiers indispensable dans la relation à l'autre. Il devient le *régulateur* dans une relation entre humains qui peut être souvent trop proche ou trop distante. Je souligne et j'insiste sur la fondamentalité de ce mécanisme dans les relations de la jeune mère ou du jeune père, avec son tout-petit !

Les pédopsychiatres et psychanalystes de la petite enfance connaissent bien les effets positifs, pour le nourrisson comme pour la maman, d'une relation structurante affectivement, qui se situe dans le « ni trop, ni trop peu », des échanges corporels de soins et d'allaitement du nouveau-né. Une bonne relation entre humains est une relation au sein de laquelle le juste espace, une juste distance, sont indispensables. Cette bonne distance n'exclut pas l'amour. Elle lui offre un cadre aéré et du confort. Ce réglage subtil assure à chacun de ne pas envahir l'espace vital de l'autre. Cela est également valable pour l'ensemble de nos relations avec nos proches et nos intimes.

Dans certaines pratiques de santé telles l'ostéopathie ou l'haptonomie, assurer le réglage d'une juste distance avec un patient dénudé et en posture allongée est hautement nécessaire pour éviter tout débordement fusionnel. Ce qui est rassurant en soi, c'est que cette juste distance est millimétrée et s'apprend auprès de praticiens dûment formés.

Dans l'expérience renouvelée d'une marche portante, la sensation de juste et bonne distance à l'autre devient patente.

L'agréable sensation d'avoir la tête légère

Lorsque la pratique de la marche portante est bien intégrée, on éprouve une sensation de légèreté de la tête. Cette sensation est très agréable puisqu'elle correspond à une capacité de s'alléger du processus de sur-cogitation ou de sur-rumination. Cela est primordial pour des patients qui souffrent de pensées négatives récurrentes, voire obsessionnelles. Cette légèreté de la tête et de la pensée provient de l'effet d'une verticalité montante, ascendante, qui est globalement bien portée, initiée à partir du sol, et dont la sensation soulage la tête. Dans la pratique, on découvre ainsi qu'une pensée est harmonieuse si elle est portée, soutenue, par la sensation de la corporalité. *A contrario*, une pensée qui n'est que le fruit d'une trop grande cogitation est souvent stérile, peu compréhensible par l'autre, car elle ne répond aucunement aux nécessités de l'échange, d'un exposé, d'un message adressé à autrui. Une pensée trop « pensante » n'est pas un gage de clarté pour soi comme pour l'autre. En réalité, la pensée ne peut se passer de la présence du corps. *C'est le corps et, plus largement, la corporalité qui soutiennent l'harmonie de la pensée.*

Ainsi, la pratique continue d'une marche portante et l'entretien d'une verticalité animée permettent d'échanger avec autrui, de manière fluide, juste, claire et précise, *à l'adresse de l'autre*.

La sensation d'entièreté

L'entièreté, c'est la sensation agréable d'être un individu contenu dans un entier, non morcelé. Cette sensation d'entièreté ne va pas de soi pour tout le monde. Dans le cadre des relations bébé-parents, elle dépend des modalités d'échange : sensorielles, affectives, gestuelles, motrices, langagières, au sens large, entre le tout-petit et son entourage. Tout cela est contenant pour le tout-petit, le sécurise et lui permet d'éprouver très tôt son unité et son autonomie au-delà de sa parentalité. La sensation de l'entièreté chez le bébé dépend de son expérience précoce de situations somatiques et affectives contenantes.

La légèreté de l'entièreté s'oppose à ce que j'ai décrit et nommé comme *un état de charge*. Cet état de charge est la réponse non consciente de l'appareil neuromusculaire et squelettique. Cette réaction est une réponse à un état de stress, présent ou passé, ou les deux conjointement.

Les causes de l'état de charge peuvent être, soit endogènes, soit externes au sujet, ou procéder par l'association des deux mécanismes. Parmi les causes endogènes et primaires de l'état de charge, citons en premier l'apparition de stress primaires dans les réactions motrices du bébé en réponse à son éprouvé des gestes parentaux dans les premiers soins, le porté, l'allaitement.

Par la suite, la motricité de l'enfant se modélise sur le contenu des relations gestuelles des adultes entre eux et avec lui-même. L'enfant métaphorise ainsi, par sa motricité, l'éprouvé de ses relations aux autres, à ses proches. C'est à ce moment qu'il doit être guidé et contenu par ses parents. Dans cette configuration, il est important de repérer les attitudes mimétiques gestuelles des enfants. Ces mimétismes gestuels sont souvent la traduction du besoin pour un enfant de ressembler à un autre, pas à lui-même !

Il en va ainsi pour l'ensemble de la motricité des enfants. Certains, même très jeunes, peuvent être extrêmement contractés et tendus musculairement, donc souvent maladroits. La réaction des adultes en regard de leur « raideur gestuelle » est souvent la dérision ou une certaine forme de reproche. C'est justement face à ce symptôme précoce qu'il est indispensable de contenir l'enfant en le guidant vers une motricité plus agréable pour lui, plus « ronde et fluide », donc mieux structurante psychiquement.

Il en va de même pour un adulte qui peut profiter pleinement d'un autre vécu de son quotidien, grâce à l'apprentissage d'une motricité plus harmonieuse, moins brusque, non traumatique.

Les causes exogènes de l'état de charge sont aussi nombreuses que la quantité des étoiles de notre constellation : l'humeur sociale, le contexte de crise économique mondiale, la vacuité spirituelle, philosophique, idéologique, les effets dévastateurs d'un pouvoir médiatique incontrôlé et non éthique, au total, tout ce qui crée et organise aujourd'hui, en temps réel, de la peur chez le plus grand nombre des humains.

La peur collective actuelle renforce cet état de charge qui en est une des réponses somatiques. Lorsque l'humanité souffre, il est impossible de s'imaginer que nous ne le percevions pas individuellement dans notre chair. Même si chacun n'a pas les mêmes réponses somatopsychiques à des stress identiques, une force personnelle, humaine, affective, créative est aujourd'hui indispensable et vitale pour chacun.

Protéger son intégrité, comme celle de ses proches, devient alors le meilleur des projets pour rester debout, à la verticale de soi, habité et porté par une bonne sécurité de base. C'est un enjeu existentiel pour chacun d'entre nous.

Physiologiquement, l'état de charge s'exprime par une surtension permanente, un travail excessif de tous nos muscles en dehors d'une quelconque forme d'action. C'est comme si nous portions une charge lourde et pesante. Il faut entendre cela d'abord au sens propre, mais également, ensuite, au sens figuré, car il ne s'agit pas d'un effort conscient ou volontaire, mais d'un état d'être. L'état de charge peut aussi s'exprimer par une forme de grande passivité musculaire non consciente, et ce, dans les déplacements et les gestes les plus courants.

Cet état d'être « chargé » n'aurait aucun intérêt particulier à être mentionné, s'il n'induisait des effets nuisibles, entre autres, sur notre psychisme et nos articulations. L'état de surtension gestuelle musculaire et celui de passivité gestuelle musculaire ont les mêmes conséquences sur les articulations : des surpressions mécaniques et des microtraumatismes articulaires répétés à l'infini. Sur le long terme, les arthroses se développent plus rapidement.

Au contraire, la *légèreté* est un état corporel de moindre pesanteur. Elle provient d'un fonctionnement très particulier du tonus neuromusculaire : le tonus de base, que les neurologues appellent aussi tonus de vigilance. Cette appellation met en relief sa fonction d'éveil et de vigilance consciente. Ce tonus correspond à un état d'activité neuromusculaire ni actif ni passif, provenant d'une partie du système nerveux et des récepteurs sensitifs de l'appareil musculaire du corps et des articulations, des nombreux et différents capteurs sensitifs de la peau.

Cette légèreté est une sensation consciente qui est transmise par la qualité du tonus de vigilance lorsqu'il est réparti harmonieusement sur l'ensemble des muscles du corps. À poids corporel égal, on peut éprouver une grande légèreté ou une forte pesanteur de sa masse corporelle. *La situation de pesanteur ou de légèreté devient alors déterminante pour nos articulations comme pour l'éprouvé de soi.*

Dans l'état de légèreté, comme dans l'état amoureux, toute pénibilité mécanique disparaît. L'état de légèreté d'une personne est une sensation qui se transmet « mécaniquement » de sujet à sujet et de façon non consciente. Le message de cette légèreté est cependant toujours un ressenti dans la relation. *Elle atteste un état de présence à l'autre.*

Cette légèreté est le principal effet produit par une marche portante.

Dans la pratique, aucun de ces messages n'est conscient, mais la sensation de présence se communique de tonus à tonus, d'une corporalité à l'autre.

De même, l'état de non-présence ou d'absence se transmet non consciemment, par le tonus, de l'un à l'autre. Dans ce cas et sur l'instant, il existe une sensation fugitive de ne plus être ensemble. Les consultations postnatales constituent de ce point de vue un excellent prétexte et un temps exceptionnel pour aider le parent à affiner la légèreté de sa présence dans tous les gestes destinés à l'enfant. La présence du parent soutient à son tour la présence et la vitalité de l'enfant.

La sensation de vitalité

Notre vitalité générale est le produit de deux formes particulières de vitalité qui s'influencent mutuellement : la vitalité corporelle et la vitalité psychique. Leur confluence prend le nom de *koïnesthésie*. Il s'agit du sentiment d'être une unité vitale psychosomatique caractérisée par l'éprouvé d'un bien-être de base.

La vitalité est une force portante, dynamique, une énergie de vie, soutenue dès la naissance par l'instinct de conservation et de survie. En haptonomie, cette force vitale primaire est appelée la *vis vitalis*. Cette vitalité est dynamique au sens où elle porte l'humain vers le mouvement et la créativité. La *libido vitalis* correspond à tout ce qui construit, porte et soutient l'élan de notre désir vital. Tout cela est individuel et propre à chaque sujet. En revanche, l'élan vital dépend de notre environnement affectif et de l'état de notre civilisation. Individuellement, notre élan vital est largement dépendant de la bonne santé de nos fonctions biologiques, *a fortiori* grâce à ce qui nous porte avec légèreté dans la vie et dans les relations aux autres, c'est-à-dire notre désir.

Notre élan vital dépend étroitement de la sensation intime et personnelle que nous avons de posséder, dans la continuité et la temporalité, une belle et bonne force vitale bien portée.

En ce sens, la marche portante devient un choix conscient, celui d'une posture du corps et de l'esprit, comme une décision d'être dans un mouvement de soi qui assure de recruter et de nourrir cette force vitale koïnesthésique.

Il est toutefois certain que cette force vitale se transmet à nos patients ou à nos enfants seulement si nous la possédons nous-mêmes, car la transmission ne s'opère que dans un contact à l'autre, très présent.

La sensation de présence

La sensation ou l'état de présence est un état d'être-là qui se manifeste à soi par un éprouvé. Cet éprouvé regroupe indistinctement les éléments suivants : une sensation de l'ancrage ; la perception de l'espace et des limites de sa corporalité ; une sensation de légèreté de la tête ; la légèreté de l'entièreté ; une sensation de vitalité ou koïnesthésie ; la perception de la vitalité et du tonus de l'autre sujet.

La présence est un très agréable état de soi-même. Agréablement vécu pour soi, individuellement, dans la relation aux autres et vécue très agréablement par autrui.

Cliniquement, la présence s'oppose à un état de non-présence comme c'est le cas par exemple pour des sujets en état de surmentalisation récurrente, d'autres souffrant d'un mode de pensée dite « opératoire » (Christophe Dejours), c'est-à-dire vivant exclusivement dans le faire, hors de toute relation concrète et humaine avec le sujet.

L'état de présence trouve sa plus belle expression lorsqu'il est soutenu par la légèreté d'une motricité dynamique cohérente et ancrée. Une marche portante est physiologiquement le meilleur soutien architectural d'une présence libre, autonome. Ainsi, la présence peut être portée, soutenue au sens propre par des fondations biodynamiques. Elle peut être soutenue par le sujet lui-même, hors des soins, libre des soins.

Une très dangereuse inhibition motrice

Arles, féria pascale, avril 2006. Cela faisait longtemps que je souhaitais découvrir et comprendre sur le vif la fascination de Pablo Picasso pour la corrida. Je suis sculpteur et j'aime le travail du Maître. C'est ma première féria. Les arènes d'Arles, érigées sous l'ère romaine au Ier siècle, sont magnifiques. Cette ville est magnifique. Arles a cette particularité de posséder une âme à la fois romaine et espagnole, ouverte sur la Méditerranée par le Rhône.

L'arène est bondée, très animée. Je suis placé à la tribune centrale 2, au rang 1, c'est-à-dire au soleil, au plus près de l'arène. Le toril d'où vont surgir les taureaux, sur ma gauche, l'entrée des toréros ou arrastre est sur ma droite.

Je ne connais pas la corrida. La cérémonie d'ouverture est spectaculaire. Un premier taureau entre. Il y a six corridas par demi-journée et chacune dure environ un quart d'heure. Au cours de la matinée, chaque corrida se déroule selon un scénario bien rodé durant lequel l'accompagnement musical des instruments à vent est essentiel, comme le sont les « olé », pour rythmer et identifier les différentes séquences de la corrida.

Le taureau entre dans l'arène. Il est longuement et savamment excité par quelques toréros selon un rituel traditionnel. Durant cette période, le caractère, la combativité et les moyens physiques du taureau sont évalués par le public, les toréros et le matador. Se déroulent ensuite trois *tercios*. Après quelques passes joliment nommées : véroniques, chicuelina, gaonera, revolera, serpentina, le taureau reste vaillant, combatif et l'équilibre des forces semble exister entre le matador et le taureau dans ce « mano a mano ».

Malheureusement, et bien trop vite, l'intervention du picador dès la fin du premier *tercio* met un terme à la vitalité du taureau, assez visiblement. La vitalité du bel animal s'évapore, disparaît, au rythme de chaque pulsion cardiaque. Le public exulte ! Le deuxième *tercio* associe les passes du matador et le jeu des banderilleros. Le sang coule. Le taureau, totalement dévitalisé, titubant sur ses appuis, aborde le dernier *tercio* alors que le matador le torée avec la muleta qui lui portera l'estocade.

À la fin de la deuxième corrida, je m'ennuie.

Et soudain je comprends. Picasso était fasciné par le sang, par la couleur du sang, par ce rouge sang qui se répand, épais et fumant, sur la robe noire du taureau. La corrida faisait partie de sa culture ; mise en scène archaïque, traditionnelle, qui honore la victoire de l'homme sur la bête, c'est-à-dire sur sa propre mort. Je ne sais pas si ces toréros sont des sportifs ou des tueurs. La corrida est un spectacle de mort. Les toréros sont des sportifs de haut niveau qui tuent. Le public aime ça. Le public aime la mise à mort, comme sous la Révolution française, comme aux premiers siècles de notre ère, comme il aime aujourd'hui les images médiatisées en temps réel, des mises à mort du couple Ceauşescu ou de Saddam Hussein. Indifférent à cette hystérie collective, je sens que ma place est ailleurs.

L'expérience est terminée. La quatrième corrida débute. Un superbe taureau de 545 kilos à la robe sombre, nommé « Belicoso », entre dans l'arène. Fougueux, heureux d'être à la fête, comme à un anniversaire, il galope, fonce, freine, saute, virevolte. Je sens toute la vitalité de cette bête magnifique. Le matador vient à sa rencontre. Son nom : Morante de la Puebla. Il est beau, jeune, très concentré. Il se passe alors quelque chose de singulier. Les vibrations dans l'arène changent. L'air et le temps semblent suspendus. L'instant semble magique, comme en attente. Alors, je plonge dans un surréaliste moment d'humanité. Je me réveille.

Morante, beau et jeune matador, avance vers l'animal pour le toréer. Mais les jambes du matador restent en arrière de son corps. Ses deux jambes ne répondent pas. Le public s'indigne brusquement et hue le toréro. Il continue. Bloqué par ses jambes. Dans ses déplacements, les jambes le tirent tant en arrière que ses bras n'arrivent pas à s'avancer assez près du taureau pour faire ses véroniques. Les picadors débarquent et font leur sale travail. Le sang coule. Rien ne va mieux pour autant dans l'arène, les aficionados crient au scandale. Ils jettent tout ce qu'ils peuvent sur le matador. C'est la *bronca* ! Mes voisins hurlent, sifflent et sont très agités, presque violents.

De mon siège, j'assiste à une véritable paralysie des gestes de Morante. Côté spectateurs, c'est l'émeute ! Il essaie, réessaie, essaie encore, son corps lui fait exécuter des allers en avant et en arrière accentuant et soulignant son impuissance. Ce n'est pas de la peur, c'est une impuissance à agir. Une impuissance motrice. C'est comme si ce matador était saisi par la réalité de la scène, scène dont il est l'acteur et au cœur de laquelle il ne peut plus agir ni bouger. Il est en danger. Son absence psychique est palpable. Il devient un spectateur de son propre rôle. Encouragé et soutenu par José Luis Peralta, son assistant et ami, il monte à l'assaut, et pourtant il s'arrête. Son corps est entravé et bouge comme dans un ralenti.

À cet instant, je sens que l'humain, pris par ses angoisses, prend le pas sur la motricité, sur le geste de mort, dans ce lieu dédié à la mort. Pour finir, on le sort de l'arène sur ordre du président de la féria. Je sais, je sens, témoin de l'incident, en pleine corrida, que c'est le corps, chez Morante, qui prend le dessus, qui prend l'ascendant sur sa volonté. Le corps est coupé du psychisme lui-même absent. Conspué par le public, je pense immédiatement aux conséquences de cette somatisation motrice pour cet homme, porté par son clan et sa ville, en Espagne.

La tradition et l'image virile du matador sont mises à mal. L'honneur du clan familial, des investisseurs, de ses supporters est en jeu. La presse va le lyncher. J'ai lu par la suite dans la presse spécialisée locale que ce professionnel a vécu de nombreux épisodes dépressifs, le conduisant à interrompre sa carrière quelques années et à subir des électrochocs sur avis des médecins ! À l'époque, les médecins avaient formulé pour diagnostic l'existence d'un trouble dissociatif.

Médicalement, il s'agit d'un dérèglement émotionnel qui permet à un sujet de faire face à une situation traumatisante. Une partie du sujet reste connectée à la réalité alors qu'une partie de son psychisme essaie d'y échapper. C'est comme être détaché de soi tout en étant observateur de sa propre vie au moment où se produit un stress intense.

Il est très probable que personne ne lui a recommandé, avec la plus grande bienveillance, de suivre une psychothérapie. Personne n'osera prendre ce risque. Lorsqu'il est question d'économie, quelle que soit l'époque, le spectacle est plus important que la peau d'un homme.

Je quitte les arènes romaines d'Arles. Soulagé et ravi. Je suis probablement le seul spectateur à être heureux d'avoir vécu ce grand moment d'humanité. Certains humains, dans certaines circonstances et pour des raisons intimes, ne peuvent plus tuer sur commande, c'est superbe. Le corps a gagné.

CONCLUSION

John qui marchait comme Marcel qui marchait comme Alberto

L'histoire qu'on va lire se déroule sur une période de cinquante ans. John, qui a trente-cinq ans, est aujourd'hui psychologue clinicien. Lorsqu'il est venu me consulter sur les conseils appuyés d'une amie, il ne savait pas pourquoi il venait, il avait vingt ans et était étudiant en deuxième année d'architecture. Je me souviens qu'il avait du mal avec le corps, son corps, et peut-être avait-il aussi, à la clef, un mal de dos. Cette rencontre me ramène à l'âge de mes sept ans.

Nous sommes en 1961. Je vais à l'école primaire de la rue Pierre-Larousse, dans le XIVe arrondissement de Paris. Je marche rue d'Alésia pour aller de la rue Baillou, où j'habite, à l'école. Je ne prends pas la rue Louis-Morard, sinistre et sans commerces, mais je passe par la rue d'Alésia, sur le trottoir de gauche, plus beau à cause du soleil qui, le matin, tombe sur ce côté de la rue, laissant l'autre dans l'ombre.

À peu près une fois par semaine, il arrive, ou plutôt je le vois, sur mon trottoir, qui vient dans ma direction. C'est un drôle de bonhomme, pas comme les autres hommes. Il m'impressionne. Il a l'air d'un acteur ou d'un artiste avec une belle chevelure argentée et fournie, son visage est comme satiné et marqué de nombreux plis autour de la bouche. D'une certaine façon, il me fait peur par sa différence. Il sort toujours de la rue Hippolyte-Maindron, à côté de l'école où va ma petite sœur. Il traverse la rue d'Alésia dans les clous et prend le même trottoir que moi, mais dans l'autre sens, pour aller vers Alésia. On se croise à l'angle de la rue Lecuirot.

Il a des vêtements un peu trop larges pour lui et paraît efflanqué. Il porte une cravate et un imperméable gris-beige ou un manteau noir en poils de chameau avec ceinture sur lequel la pluie fait des gouttelettes qui brillent. Souvent, il fume. J'aime bien le croiser même si je ne suis pas à l'aise, et j'aime bien aussi, soulagé, l'avoir dépassé quand on se croise. Il a toujours l'air pensif, concentré et est penché en avant, car il marche d'une drôle de façon, comme si tout le haut de son corps, le buste, la tête et les épaules se penchaient, partaient d'arrière en avant comme le balancier d'un jouet mécanique, comme une flexion en avant, alors que les jambes sont droites. Son mouvement est curieux et accentue son mystère. Le croiser est un rituel agréable et familier. Ce rituel m'appartient.

On s'est perdu de vue quand j'avais onze ans et que j'ai déménagé pour Montrouge, à côté de la Nationale 20.

Maintenant, nous sommes en 1968. J'ai quatorze ans, je suis en classe de troisième. J'aime mon professeur de français, M. Marcel D., un être exceptionnel qui aime les mômes de sa classe et stimule chez nous la plus belle part de nos créativités en attente. Marcel m'a donné l'envie de transmettre ou d'être artiste. Mais quand je l'observe, je vois qu'il marche comme l'autre de la rue d'Alésia. Sa marche est une signature, singulière, très particulière. Et, comme il est encore plus maigre que l'autre, ça se voit plus. Ils ont le même genre de tête, mais Marcel a de plus nombreux plis autour de la bouche. Il est très expressif. Qu'est-ce que j'ai pu aimer et combien j'aime encore cet homme ! Après, ils n'ont pas été nombreux à savoir s'y prendre avec l'adolescent que j'étais. Cela a été essentiel pour moi de vivre sa classe, ses cours, de partager avec lui sa passion pour la poésie et la littérature. Il avait la tête d'un sage, genre grec-antique.

Nous sommes en 1995. Ce qui me frappe le plus lorsque je rencontre John, c'est sa marche, complètement anormale. Il avance lourdement, avec un mouvement du haut du corps qui part en avant pour aller se jeter sur une jambe puis l'autre, comme pour écraser quelque chose avec son pied. Un geste de paysan. Et puis, il a le regard bloqué, fixe. Ses yeux ne se déplacent pas latéralement pour regarder, mais il bouge toute la tête et le cou à la fois comme dans un mouvement trop rigide. En fait, à sa façon, il me rappelle les deux autres. Mais pas exactement. C'est presque pire, car il est plus jeune que les autres à leur époque. Il semble fermé à l'espace qui l'entoure. John a les cheveux roux, un visage carré, les yeux verts, une barbe taillée en collier. Il me rappelle Kirk Douglas dans son interprétation du personnage de Vincent Van Gogh. Il mesure environ 1,90 mètre et, sans être sportif, possède une corpulence équilibrée.

Je commence à le soigner pour son dos – il souffre de lombalgies assez régulières – mais plus largement pour l'aider à prendre connaissance de sa corporalité. Ses parents sont séparés. Durant nos consultations, comme il exerce avec des patients et fait de la musique, du violoncelle, je lui fais sentir combien il peut être présent à l'espace, mieux l'occuper et porter le son plus loin. Plus tard, nous avons abordé la question de la marche.

J'aime bien les consultations avec John, car il prend, se sert de nos échanges et partage aussi. À sa façon. John vient quand il veut et quand il sent que c'est nécessaire. Malgré sa très grande réserve, je crois qu'il aime bien venir. Quand il vient, c'est un peu comme si, à ce moment-là, c'était important pour lui de passer par cette consultation avec moi. C'est comme des périodes ou des moments de « passage ». John est toujours très réservé, contenu ; excessivement. Par cette manière d'être, il limite toujours nos échanges verbaux. Je sens précisément qu'il apprécie ma prudence qui me retient d'approfondir les questions en lien avec sa vie personnelle. Nos consultations s'appuient sur des questions non posées. Mais elles sont présentes.

Pour avancer et l'aider, j'aborde toutes les dimensions de l'équilibre de santé de l'être humain par des interrogations qui touchent à d'autres personnes, des patients, c'est plus facile et ça marche. C'est comme un code entre nous.

John a des connaissances scientifiques autres que les miennes et en même temps, ce que je lui fais découvrir cliniquement par nos consultations, il ne l'a pas appris à l'université. Je pense intimement que nos échanges, au bout du compte, lui servent à double titre, personnellement et professionnellement.

Nous voici à présent dans les années 2000. John vient me consulter environ une fois par semestre. Comme il rencontre des difficultés avec certains patients et qu'il se forme à l'haptonomie, je lui fais sentir comment s'y prendre en occupant la place du patient, c'est-à-dire en m'allongeant sur ma table d'examen. Je l'aide à me contacter, à me rencontrer. Il a vingt-huit ans. Quelque temps plus tard, avant l'été, je reçois un fax de lui. Il vient d'être reçu à l'examen d'haptonomie qui valide sa formation et souhaite me faire partager avec lui la paternité de sa réussite. Je suis très ému par ce témoignage dont je pèse réellement le contenu. Je sais bien sûr que sa réussite, il ne la doit qu'à lui-même. En écrivant ces lignes, je prends acte de la profondeur de mes résistances affectives dans ce que l'on nomme ordinairement un contre-transfert.

Vers 2005. John continue ses rendez-vous avec moi au même rythme. Sa compagne et lui ont leur deuxième enfant. Durant cette période merveilleusement féconde au sens large, on se voit moins. Il revient alors qu'ils se séparent. John n'a pas la parole facile. Sa retenue est à la mesure de sa pudeur. Peut-être que c'est avec moi qu'il s'exprime le plus sur lui-même. Et le « non-dit » en dit long durant nos consultations sur la charge émotionnelle et affective que vit John à cette époque. J'évite toujours soigneusement de lui poser des questions. Devant l'importance de ses difficultés, leur association avec certains de ses symptômes et les limites de mon champ de compétences, je lui recommande finalement de consulter une collègue qui saura l'aider en haptonomie. Nous aider.

Le contact et le traitement ont bien fonctionné. La triangulation thérapeutique est réussie. Comme il a besoin d'un soutien important, John vient me consulter plus régulièrement. Tous les mois. Cette période est essentielle, car l'« être » entre les deux adultes que nous sommes fonctionne alors mieux et plus intimement. John s'exprime plus et personnellement.

Sa réserve ne m'impressionne plus, bien que je la respecte. Je la ressens comme un empêchement et une souffrance. Cette réserve pourrait être aussi une esquive. Sa retenue, une protection. Elle pourrait bien, selon mon hypothèse, illustrer une histoire d'enfance. Une sorte de position prise face aux adultes parce qu'il n'y avait pas assez de place pour être soi réellement et librement. Lors de nos consultations, j'aide John à trouver une bonne verticalité animée. Je veux dire que je l'aide à sentir ce que l'on appelle un sentiment de sécurité de base. Comme je suis ostéopathe et que j'ai été formé à l'haptonomie, j'ai modélisé l'haptonomie dans le cadre de consultations d'ostéopathie. Cela me permet avec certains patients d'aller beaucoup plus loin dans la solution de symptômes psychosomatiques et de faire une totale confiance, sur l'instant, à la créativité d'une bonne présence clinique.

Donc, ce que j'apprends à John, c'est la marche. Mais ce n'est pas la marche ou marcher au sens commun, c'est la marche portante. La marche qui porte la présence. Une marche qui soigne l'insécurité. J'ai beaucoup écrit sur le sujet, pour des professionnels de santé. En fait, il s'agit d'une découverte que j'ai faite, il y a quelques années, dans les soins aux personnes, à force d'observations et d'essais pour trouver avec eux des solutions durables à leurs maux. Ce que j'ai compris, c'est que l'humain n'apprenant pas à marcher, les apprentissages moteurs, sensitifs, sensoriels, qui participent à l'élaboration de la marche bipède, sont des constructions individuelles pour chacun, même s'ils relèvent d'une programmation phylogénétique. En un sens, le fond est inscrit dans l'inné et l'espèce, la forme, elle, relève d'une somme d'acquisitions individuelles.

En gros, chacun possède et construit comme il peut sa propre marche dès le début de la verticalisation du sujet, c'est-à-dire entre le huitième et le vingt-deuxième mois. Dans le meilleur des cas, cette construction tient à peu près la route, mais le plus souvent, le hasard de cet apprentissage solitaire est à la source de nombreux déséquilibres musculo-squelettiques et psychomoteurs ! Donc, avec John, nous revisitons la marche portante lors de chaque consultation. Nous progressons, même si ce n'est pas toujours simple pour John de mettre ce travail à la bonne place dans sa vie. Mais ça lui parle. Je crois que John commence à bien intégrer en lui-même la fondamentalité des enjeux de nos exercices. Il en profite d'autant mieux qu'il est en psychothérapie haptonomique.

Hier, John est venu à sa séance mensuelle et nous avons improvisé ensemble, d'emblée, sur ses difficultés motrices et de marche, encore trop prononcées. Pour lui, il n'allait pas de soi de se déplacer ou même de courir avec fluidité. Je ne sais pas pourquoi, mais, sur l'instant, je lui ai rappelé qu'il existe une énorme différence entre l'œuvre de Rodin et celle de Giacometti dans *L'homme qui marche*.

Alors nous recommençons et reprenons ce travail que j'ai appelé « La marche de l'empereur », en référence au film de Luc Jacquet et pour permettre au patient de visualiser immédiatement la synchronicité rythmique des déplacements des pingouins (manchots empereurs). Nous sommes debout, côte à côte, la main de chacun posée sur la base (la région du sacrum) de l'autre. Par une légère et subtile oscillation, je fais sentir à John qu'il peut avoir la perception de ma verticalité et en même temps de la sienne propre. Je l'invite à sentir l'appui alterné de ma corporalité dans ma jambe droite ou ma jambe gauche et moi aussi, à cet instant, je sens ses propres appuis. Alors je lui propose de marcher ensemble en accordant d'abord son pas au mien, de façon à ressentir combien ma marche est portée, initialisée, dynamisée par la poussée du pied arrière, droit ou gauche. Bien synchronisés, nous démarrons du même pied, c'est bien. Je sens qu'il sent chez moi. Je corrige ses petites pertes de synchronicité et l'invite à allonger sa poussée afin de découvrir la sensation de mobilité élastique dans tout son corps. En fait, nous avançons côte à côte, d'un même pas, dans une très grande légèreté et dans une présence réciproque l'un à l'autre qui nous permet de sentir au même moment les ralentissements ou les virages, la présence ou la non-présence. Cette marche accompagnée dure environ dix minutes, après quoi j'invite John à continuer seul sur la base des mêmes sensations de marche. Et il se perd à nouveau. Je le vois refaire comme les deux autres.

Alors que nous ne sommes plus côte à côte, mais qu'il marche seul, me tournant le dos ou me faisant face, sa marche se dérègle à nouveau, imperceptiblement. Je fais alors le lien avec le fait qu'il se sent observé. Je lui dis alors : « Peut-être pouvez-vous dire ce qui vient de se passer pour que votre marche redevienne si hachée et si mécanique par instants, et quand vous le faites tout seul ?

– C'est comme si j'avais honte, me répond-il. J'ai honte. Comme toujours !

– C'est dû à mon regard sur vous ?

– Oui.

– En fait, je crois que vous savez qu'il s'agit plus de votre propre regard et du contrôle que vous exercez sur votre motricité qui pose un problème. Vous faites ainsi de mon regard un miroir dans lequel vous vous regardez vous déplacer et cela vous paralyse. Connaissez-vous l'histoire du bol de soupe ?

– Non.

– Vous êtes tranquillement installé à boire une bonne soupe en présence d'un ami. Tout se déroule bien, vous discutez à bâtons rompus avec votre ami lorsque, subrepticement, votre regard se porte sur la cuillère pleine à ras bord alors qu'en même temps vous avez décroché de la conversation. C'est généralement l'instant où votre main se met à trembler et vous renversez la cuillère de soupe qui ne parvient que très difficilement, souvent vide, à votre bouche. Tout ça pour vous dire que l'on ne peut pas contrôler sa motricité sous peine de la paralyser, tout au moins de l'inhiber. Nous allons donc refaire ce travail, mais tout en marchant comme vous l'avez senti, vous allez serrer les deux poings ou les trois premiers doigts de chaque main. Comme s'il fallait que vous réussissiez à rendre vos deux mains plus présentes dans la marche pour les faire mieux occuper l'espace, elles aussi. »

John le fait et c'est beaucoup mieux. Sa marche n'est plus fracturée ni secouée. Elle est fluide. J'en profite pour lui proposer de se servir de son regard comme d'un point d'appui spatial, comme avec ses mains, comme si son regard pouvait prendre mécaniquement appui sur les murs ou sur les objets qui occupent la pièce où nous sommes. Et cela en se déplaçant dans l'espace. Et… si j'ose dire, ça fonctionne !

Hier, j'ai enfin vu John se déplacer dans l'espace comme s'il dansait. Avec cette belle présence de la plasticité du geste de marche. Il est alors totalement présent, dans une corporalité dynamique, et il éprouve pour la première fois la réelle sensation de l'espace et de sa verticalité, de son ancrage.

Voilà, nous avons fait un long voyage, John et moi, pour arriver à cette exceptionnelle séance d'hier. Je sais qu'il va s'en servir pour lui-même, avec ses patients, et aussi personnellement. En écrivant ces lignes, je découvre combien, au travers de ce travail sur la marche, la question de la filiation et de la transmission est à l'œuvre entre nous. Entre John et moi. Entre John et sa famille. Entre John et ses patients. Je prends conscience que cette filiation inclut de la même façon, et avec la même énergie, Monsieur Marcel et l'autre de la rue d'Alésia, et que cette histoire de marche est un lien qui s'inscrit cliniquement et symboliquement dans un espace-temps de quarante-sept années.

Au fait, Monsieur Marcel s'appelait Marcel Domercq, il enseignait au lycée Montaigne. L'autre de la rue d'Alésia, mon voisin de trottoir, c'était Alberto Giacometti.

TÉMOIGNAGE

Une si longue absence...

par Mireille Delbraccio

L'acte même d'écrire dans l'après-coup du livre a quelque chose d'un peu étrange. Car le livre de Jacques-Alain Lachant n'a nul besoin, pour soutenir son propos et l'expérience innovante de cette clinique somato-psychique de la marche qu'il offre en partage à son lecteur, que l'on ajoute nos mots aux siens. Et pourtant, en réponse à sa généreuse invitation à prendre place, en un lieu ou un autre de son ouvrage, il m'est apparu que c'est dans cet après-coup que ma parole pouvait peut-être venir se glisser. Pas tant d'ailleurs comme témoignage – celui de la patiente que je suis depuis presque une quinzaine d'années – que comme répondant à un effet de résonance qui se décline pour moi de manière plurielle.

C'est d'abord le symptôme qui m'a amenée à rencontrer Jacques-Alain Lachant : une arthrose dite « précoce » des genoux, qui rendait mes déplacements douloureux et difficiles. Puis dans le déroulement de sa consultation, tout au long des années, un cheminement s'est lentement esquissé avec la prise de conscience de me trouver imperceptiblement engagée dans un exercice thérapeutique que d'abord je ne parvenais pas vraiment à identifier ni à nommer. Progressivement, nous avons quitté le terrain des symptômes pour aborder une réalité que je sentais confusément à l'œuvre dans ma conduite corporelle que je vivais sur le mode du chaos et de la dysharmonie, tant dans mes déplacements que dans mes mouvements, mais sur laquelle j'aurais été bien en peine de mettre des mots : ce que Jacques-Alain Lachant nomme les « désordres posturaux ». J'ai le sentiment d'avoir avancé très lentement, comme insensiblement, dans une forme de silence de la pensée, difficile à imaginer pour quelqu'un qui a fait le choix, à travers sa formation philosophique, du travail de penser jusque dans la transmission par l'enseignement. J'ai mis beaucoup de temps à accepter de réaliser que l'apprentissage thérapeutique auquel Jacques-Alain Lachant m'invitait et m'incitait concernait le corps, mon corps. Et ce rapport intrigant et subtil, et parfois paniquant, entre la corporéité et le psychisme, au plus loin du dualisme tranché d'un Descartes.

Pour moi, qui me trouvais alors engagée dans une longue analyse, être confrontée aux difficultés relatives à l'éprouvé de ma propre corporalité, aux difficultés du regard (ma vision monoculaire, qui n'est pas sans me jouer des tours, certes bien moins créatifs que ceux auxquels s'affrontait Giacometti, mais pas moins handicapants) et de la marche, elles-mêmes liées à ma difficulté à percevoir l'espace a représenté un véritable effort d'accoutumance, accoutumance qui ne passait plus par le langage, si présent en psychanalyse. Et se passait d'interprétation, même si je tentais désespérément d'en raccrocher quelques bribes pour donner sens à ce qui advenait dans la consultation. Pourtant, il me reste la mémoire vive de l'accompagnement de la gestuelle par une langue, une langue intermédiaire, pas celle dont la psychanalyse nous fait faire l'apprentissage, mais une langue intermédiaire au sens winnicottien, à la frontière de ce qui se joue dans et pour le corps et de ce qui fait sens pour la psyché. Il m'a fallu accepter de faire la traversée de cette « expérience somatique non consciente » que je ne pouvais en rien traduire dans les termes de cet inconscient en acte propre à la psychanalyse. Lorsqu'il s'agit d'ouvrir (ou de s'ouvrir à) l'espace, plus de savoir qui tienne, mais un sentir, au plus près de ce que les phénoménologues ont travaillé sous la catégorie de l'espace vécu. Il ne nous reste qu'une certaine confiance, confiance en la traversée des perceptions et des sensations : une forme de sensualisme transformé en exigence de travail.

Un second effet de résonance tient à l'étonnement qui fut le mien lorsque j'ai entendu Jacques-Alain Lachant mobiliser le terme de « présence » pour définir l'enjeu de l'éprouvé dans l'apprentissage ostéopathique à la marche portante : présence à soi, à l'espace, à l'autre. Je retrouvais là un vocable pour moi familier, qui est au cœur de l'orientation phénoménologique en philosophie, à laquelle j'ai été formée très tôt et dont j'ai poursuivi l'étude en développant un intérêt pour la psychiatrie dite « existentielle » qui naît en Allemagne à partir des années 1920 et se présente, chez son fondateur Ludwig Binswanger, comme une « science de la présence humaine ». L'analyse existentielle, ou *Daseinsanalyse*, engage, en effet, une posture à la fois réflexive et thérapeutique qui thématise l'homme en tant qu'unité vitale psychosomatique et repose pour une grande part sur l'analyse des dimensions existentielles de la corporéité : dans l'horizon de compréhension existentielle, la corporéité participe intimement à l'expérience du sujet. À la lecture du livre de Jacques-Alain Lachant, je retrouve l'entrecroisement de thèmes familiers à la psychiatrie existentielle : l'unité psychosomatique ou « entièreté », l'espace senti comme présent, l'accompagnement sous la forme de l'être-avec (*Mitsein*) du praticien et du patient, etc. C'est ainsi que Binswanger pose la relation thérapeutique comme expérience d'un « contact communicatif », espace où s'articule la *rencontre* du patient et du thérapeute sur le plan de la « présence humaine comme un partenaire ». Selon une métaphore empruntée à l'alpinisme, cet accompagnement est décrit comme un « portage », portage qui s'effectue au même moment pour les deux partenaires, le portage d'une charge distribuée à la fois sur le thérapeute et sur le patient. Cela nous approche, me semble-t-il, de l'expérience existentielle en laquelle réside la rencontre thérapeutique à laquelle nous convie Jacques-Alain Lachant autour de la marche portante.

Cette rencontre, pour ma part, m'a portée, et continue de me porter, aux limites de ce que l'on est capable de sentir et de penser. Elle a assurément favorisé quelque chose d'absolument neuf dans le destin répétitif auquel je me sentais soumise : en m'engageant à apprivoiser la présence, elle me permet parfois d'imaginer qu'il est possible de lutter contre une si longue absence…

Mireille DELBRACCIO [1]

1. Philosophe, CNRS.

Annexes

Quelques chiffres sur la marche en milieu urbain

(janvier 2012)

L'association Assureurs Prévention a organisé une étude portant sur les effets de la marche et des activités physiques sur la santé des Français. Cette étude, réalisée en janvier 2012 par l'Institut de recherche bio-médicale et d'épidémiologie du sport, a permis d'observer 800 volontaires âgés de 18 à 65 ans, tous porteurs volontaires d'un podomètre accroché à la ceinture. Cet appareil permet de mesurer, du lever au coucher, le nombre de pas effectués dans une journée et dans le cas présent sur une semaine de sept jours.

Voici les chiffres et données retenus dans cette étude.

On marche plus en Île-de-France que dans le reste de l'Hexagone.

En Île-de-France, l'homme fait 9 744 pas par jour ; dans le reste de la France, il en fait 8 100 à 9 116.

La marche à pied est concentrée la semaine et diminue durant le week-end.

Pratiquer au minimum trente minutes de marche en ville, chaque jour, et à la vitesse moyenne de 4 kilomètres/heure, équivaut à faire environ 3 500 pas. La vitesse normale d'une marche dynamique se situe entre 4,8 et 6,4 kilomètres/heure. Marcher à 5 kilomètres/heures induit une dépense énergétique trois fois supérieure à celle que l'homme utilise au repos.

L'Irmes, comme l'OMS, recommande 10 000 pas journaliers pour lutter contre les effets secondaires négatifs de la sédentarité responsables du décès de 600 000 personnes par an en Europe.

L'étude révèle que les sédentaires (22 %) font moins de 5 000 pas par jour, alors que les actifs (16 %) font plus de 10 000 pas par jour.

L'étude nous explique que parmi l'ensemble des activités physiques et sportives pratiquées régulièrement en France, la marche est la plus pratiquée : dans 24 % des cas. Pour les autres activités, les chiffres se répartissent ainsi : le vélo, 14 % ; la natation, 14 % ; le jogging, 11 % ; la gymnastique, 7 % ; le fitness, 7 %. Ces activités sont pratiquées de façon égale entre hommes et femmes.

La pratique de la marche a des effets positifs reconnus selon l'Irmes sur la capacité cardio-respiratoire ; la réduction de la masse corporelle et graisseuse ; la pression artérielle ; l'anxiété et la dépression ; les niveaux du cholestérol ; la prévention du diabète de type 2 ; la densité osseuse et la prévention de l'ostéoporose ; la force musculaire ; l'équilibre.

L'Irmes fournit ainsi quelques recommandations préventives pour améliorer la santé des Français :

– Posséder et utiliser un podomètre permet d'avoir une information en temps réel et de qualité pour faciliter la prise de conscience des risques de sédentarité et augmenter ses déplacements quotidiens. C'est un outil d'autosurveillance qui permet d'ajuster ses choix comportementaux, de se fixer des objectifs clairs.

Outil très motivant, l'utilisation du podomètre permet une diminution très rapide de l'indice de masse corporelle et de la pression artérielle.

– Cibler l'environnement professionnel par des mesures de prévention en faveur des mobilités actives.

– Adapter les recommandations d'activité de marche selon la variété des situations de vie et au regard de l'observation des freins à la mobilité (manque de temps et perte de l'envie), déclarés par les sujets interrogés.

– Privilégier les outils de mesure quantitatifs et les questionnaires qualitatifs pour mieux appréhender les différents degrés de sédentarité et leurs risques sur le développement des maladies chroniques.

– Marcher trente minutes par jour, cinq jours par semaine.

Giacometti et le minuscule

par Yvonne Lachaize-Œhmichen

Pourquoi venir ajouter le grain de sel d'une écoute psychanalytique dans le cadre d'un livre orienté par la dominante psychosomatique ? Très vite je répondrai que c'est la résonance, la superposition et aussi la complémentarité des deux écoutes qui m'ont déterminée à accepter la proposition de Jacques-Alain Lachant, afin de souligner cet état de fait. Je voudrais ainsi témoigner que les symptômes, qu'il décrit, tels que « l'hypoesthésie proprioceptive », renvoyant à « des troubles de la marche et de l'équilibre ainsi qu'à de profondes difficultés perceptives », s'ils s'inscrivent dans le corps d'Alberto, ne sont pas sans rapport avec son histoire inconsciente et les traces du passé infantile qui se sont *inscrites*, fondant la répétition, certes, mais aussi sa créativité.

Jacques-Alain s'est gardé d'interpréter, je ne le ferai qu'en m'appuyant sur les *Écrits* d'Alberto Giacometti, les entretiens publiés, les souvenirs de ceux qui ont eu la chance de rencontrer ce grand sculpteur.

Il convient, dans un premier temps, que je situe le personnage. Alberto Giacometti est né dans les Alpes suisses italiennes, dans le Val Bregaglia, à la lisière des Grisons, le 10 octobre 1901, précisément à

Borgonovo, où il sera aussi enterré en 1966. Ce village montagnard se situe près de Stampa où la famille s'installera, après la naissance d'Ottilia, son unique sœur. Alberto eut une jeunesse qu'il dit heureuse mais sans aucun confort moderne, dans une région calviniste austère, au milieu d'un canton généralement catholique. Les hautes cimes qui enserrent la vallée laissent rarement passer le soleil pendant l'hiver. Le climat est rude. Vus du haut des montagnes, les êtres humains sont perçus tout petits. Ottilia, la troisième née, porte le prénom de sa grand-mère paternelle. C'est la seule fille d'une fratrie de quatre enfants. Alberto, qui est l'aîné, porte le double prénom de son père : Giovanni, et de son grand-père : Alberto, qui avait épousé, en 1863, Ottilia Santi.

Il fut toujours appelé Alberto pour qu'il n'y ait pas de confusion avec son père. Il n'en reste pas moins qu'il se prénomme comme le père de son père, dont la femme portait le prénom de sa sœur. Treize mois plus tard arrivera celui qui fut appelé Diego, en l'honneur de Vélasquez. En 1904, naîtra Ottilia puis ce sera Bruno en 1907, qui deviendra architecte. Bruno avait pour parrain Ferdinand Hodler, le plus célèbre des peintres suisses alors que Cuniot Amiet était celui d'Alberto. La famille est donc toute tournée vers les arts et plus particulièrement la peinture.

Giovanni, le père d'Alberto, est peintre. Il épouse, en 1900, juste après la mort de son propre père, Annetta Stampa. Il a trente-trois ans. Annetta, la mère d'Alberto, est une femme d'un port impressionnant mais à la présence chaleureuse et prégnante. Alberto l'évoque dans un texte de 1933, intitulé : « Je ne puis parler qu'indirectement de mes sculptures. » Cependant, il en décrit une : *Le Palais à quatre heures du matin*, en bois, fil de fer et ficelle. Dans la partie de gauche, il y reconnaît sa mère, « une *statue* de femme [...] telle qu'elle a impressionné mes premiers souvenirs, écrit-il. La longue robe noire qui touchait le sol me troublait par son mystère ; elle me semblait faire partie du corps et cela me causait un sentiment *de peur et de désarroi* ; tout le reste se perdait, échappait à mon attention. Cette figure se détache sur trois fois le même rideau et c'est sur ce rideau que j'ai ouvert pour la première fois les yeux [1] ».

Dans la partie droite de l'œuvre, il y a une épine dorsale et un oiseau qui s'envole ; au milieu, sous une tour écroulée, « un objet sur une planchette qui est rouge » auquel il dit s'identifier et qui pourrait représenter sa virilité ? La présence austère et exigeante de sa mère, à laquelle il ressemblait beaucoup, qui faisait de lui son préféré et dont il ne s'éloignera jamais vraiment, aurait-elle mis à distance toutes les autres femmes ? Alberto, en effet, sa vie durant, restera tourmenté par une sexualité où, se ressentant impuissant, il ne se trouvait être à l'aise qu'avec des prostituées. Ce que je ne développerai pas davantage.

De son père, il confie à Gotthard Jedlicka qu'il était « très, très gentil » : « Depuis notre jeunesse, notre père nous laissait faire tout ce que nous voulions. Il nous donnait un conseil quand nous le lui demandions mais il s'en tenait toujours là [2]. » Enfant, Alberto était souvent dans son atelier tandis que son père peignait avec beaucoup de couleurs et *grandeur nature*. Il ne gronda pas son fils quand il eut barbouillé

---

1. Alberto Giacometti, *Écrits*, présentés par Michel Leiris et Jacques Dupin, Paris, Hermann, 2001, p. 19.
2. *Ibid.*, p. 250.

d'excréments un de ses tableaux, pas davantage quand il peignit la peau en rose, les yeux en bleu et la barbe en rouge du buste en gypse que Rodo avait fait de lui. Notons qu'alors il lui fallait des couleurs.

Les changements radicaux dans sa façon d'aborder la réalité, en les exprimant dans son art avec des styles très différents, m'avaient questionnée. Plusieurs grandes périodes peuvent être distinguées, la première de quatorze à dix-huit ans où il peut dire : « Je dominais ma vision, c'était le paradis. » Traversant ensuite quelques crises existentielles : un amour déçu et le surgissement brutal de la mort, tout se détraque : « Je ne savais plus rien faire du tout [...] la réalité me fuyait [1]. » L'angoisse, par rapport aux femmes et à la mort dans son imprévisibilité, restera envahissante dans toute l'œuvre à venir.

En 1922, recommandé par son père, il fait sa formation dans l'atelier d'Antoine Bourdelle à l'Académie de La Grande Chaumière où le maître lui reproche la brutalité de ses réalisations aux « cassures trop nettes » qui détruisent l'harmonie du modèle et son impossibilité de voir à la fois les détails et la totalité de l'être humain. C'est dans ce lieu qu'il rencontre les surréalistes. Il va les suivre pendant dix ans. La réalité le fuit ; la couleur est perdue ; Alberto ne veut plus sculpter que de mémoire. Il dit vouloir « ne faire que ce que vraiment je sais [2] », soulignant par là que c'est du savoir dont il est question et non de la vision. C'est dire qu'il ne travaille qu'avec ses fantasmes. C'est cette période, prolongée jusqu'en 1934, qui, à mon avis, est celle de ses plus grands chefs-d'œuvre, celle

1. *Ibid.*, p. 263.
2. *Ibid.*

qui lui convient le mieux, compte tenu des difficultés que souligne Jacques-Alain Lachant. Il va, cependant, quitter les surréalistes après sa dispute avec André Breton.

Mais c'est la mort de son père qui m'apparaît comme la véritable raison de sa rupture avec le groupe afin de faire retour à la réalité de ce qu'il voit, pour en traquer la ressemblance, car son père le lui avait autrefois prescrit. Ce décès fut un tel ébranlement, autre crise existentielle, qu'il se coucha en arrivant à Stampa, pour les obsèques. Il ne put assumer ses responsabilités d'aîné. Malade, il lui fut impossible d'assister à l'enterrement. Après l'extrême traumatisme de cette disparition, le 29 juin 1933, son angoisse se réveille, sachant que ses œuvres surréalistes avaient déplu à son géniteur. Très vite, elles lui apparaissent de la pure masturbation. L'impératif, que constituait le modèle de son père, ressurgissait.

Malgré sa volonté et à son grand désespoir, il n'arrive à réaliser que de minuscules personnages qui tiennent dans quelques boîtes d'allumettes.

Son impossibilité durera le temps de la guerre. Il la passe à Genève, à proximité de sa mère. Serait-il alors redevenu son petit, loin de son frère Diego qui n'avait pu obtenir un visa pour l'y accompagner. Il ne sait plus, alors, où poser son regard entre une mère trop proche et la grande distance qui le sépare de Diego, son inséparable et bénéfique double, qui sait le limiter dans ses procrastinations. Il rencontre, dans cette ville suisse, une jeune fille qu'il se plaît à maltraiter d'abord mais qui, plus tard, deviendra sa femme. Elle porte le même prénom que sa mère : Annette. Elle se nomme Annette Arm.

J'évoquerai maintenant un souvenir qu'il confie à David Sylvester. Giacometti lui raconte cette injonction paternelle qui me paraît avoir marqué son destin, engendrant l'obsession d'avoir à représenter ce qu'il voit et sa difficulté à y parvenir. Voici ce qu'il aurait dit : « Mon père, qui faisait des portraits d'après nature, faisait des portraits *grandeur nature* tout à fait instinctivement, même si je posais à trois mètres. » « S'il faisait des pommes sur une table, il les faisait *grandeur nature*. Et moi, j'ai dessiné une fois dans son atelier – j'avais dix-huit ou dix-neuf ans – des poires qui étaient sur une table – à la distance normale d'une nature morte. Et les poires devenaient toujours minuscules. Je recommençais, elles redevenaient toujours exactement de la même taille. » « Mon père, agacé, a dit : “Mais commence à les faire comme elles sont, comme tu les vois !” Et il les a corrigées. » « J'ai essayé de les faire comme ça et puis, malgré moi, j'ai gommé, j'ai gommé et elles sont redevenues une demi-heure après, exactement au millimètre, de la même taille que les premières [1]. »

On peut entendre là que l'exigence de *la grandeur nature* concerne son père et qu'Alberto ne peut d'abord que s'en démarquer. Il va cependant tenter d'y répondre après sa période surréaliste et la mort de son géniteur en 1933, quand faire ce qu'il voit, et tout particulièrement une tête, devient son obsession. « Je ne peux plus jamais ramener une figure à la grandeur nature. Quand je suis au café, je regarde les gens passer sur le trottoir d'en face, je les vois très petits, comme des toutes petites figurines, ce que je trouve merveilleux [...]. Si la même personne s'approche, elle

1. *Ibid.*, p. 289.

devient autre. Mais si elle s'approche trop, disons à deux mètres, je ne la vois plus.

» Au fond, là, elle n'est plus grandeur nature ; elle envahit tout le champ visuel. Et on la voit trouble. Et si on approche encore un petit peu, alors la vision disparaît complètement. Vous passez d'un domaine à l'autre. Si je regarde une femme sur le trottoir d'en face, et je la vois toute petite, c'est l'émerveillement du petit personnage qui marche dans l'espace et, alors, la voyant plus petite, mon champ visuel est devenu beaucoup plus vaste. [...] Et si la personne approche, je cesse de la regarder, mais elle cesse presque d'exister aussi ! Ou alors ça devient affectif, j'ai envie de la toucher, n'est-ce pas [1] ? »

Ce sera ensuite la période « du minuscule » de 1935 à 1946. Un minuscule qu'il finit par dresser sur d'énormes socles et qui lui permet, grâce à la distance, de saisir la ressemblance avec le modèle.

Après la fin de la guerre et à son retour dans l'atelier parisien où l'attendait Diego, s'initiera sa dernière période, celle des portraits qui n'en finissent pas, témoignant de sa difficulté à coexister dans la proximité d'un autre. Surgissent alors des statues gigantesques, pétrifiées dans leur mouvement, dressées pour l'éternité mais à l'équilibre précaire, et à l'allure squelettique et isomorphe : étrange solitude des corps qui en émergent.

Je terminerai en insistant sur « ce minuscule » qui surgissait de ses mains qui enfantent, perpétuelle gestation incarnant certes, son impuissance, mais aussi bien le triomphe de la vie sur la mort. Il y a au moins ça. Éloignement, séparation, mise à distance, par

---

1. *Ibid.*

nécessité de se défendre et de mordre dans le vivant, mais au loin quelque chose qui fait signe et qui vous attend. J'évoquerai aussi cette phrase de Jean Genet : « L'objet peint par Giacometti nous émeut et nous rassure, ce n'est pas parce que le meilleur, le plus doux, le plus sensible de la présence humaine l'a revêtu, mais au contraire, parce qu'il est "cet objet". Lui, et rien d'autre avec. Lui, dans sa solitude totale. L'art de Giacometti serait plutôt un art de clochards supérieurs, à ce point purs, que ce qui pourrait les unir serait une reconnaissance de la solitude de tout être et de tout objet. » « Je suis seul, semble dire l'objet, donc pris dans une nécessité contre laquelle vous ne pouvez rien. Si je ne suis que ce que je suis, je suis indestructible. Étant ce que je suis, et sans réserve, ma solitude connaît la vôtre. »

Yvonne LACHAIZE-ŒHMICHEN [1]

1. Psychanalyste.

BIBLIOGRAPHIE

ANDRIEU Bernard, *Toucher, se soigner par le corps*, Paris, Les Belles Lettres, 2008.

ANZIEU, Didier, *Le Moi-peau*, Paris, Dunod, 1985.

BALZAC Honoré de, *Traité de la vie élégante*, suivi de : *Théorie de la démarche*, Paris, Rivages poche/Petite Bibliothèque, 2012.

BELLONY Alice, *Une soirée avec Giacometti*, Caen, L'Échoppe, 2007.

CABROL Christian, KAHLE Werner, *Anatomie du système nerveux*, Paris, Flammarion, 1981.

CALMÉ Roger, *Randonnée. S'initier et progresser*, Paris, Amphora, 2011.

CARTIER-BRESSON Henri, GIACOMETTI Alberto, *La Décision de l'œil*, Zurich, Scalo, 2005.

CLAIR Jean, *Autoportrait au visage absent*, Paris, Gallimard, 2008.

CLAYEUX Louis, *Notes sur Alberto Giacometti*, Caen, L'Échoppe, 2007.

CUOMO Cristina, *La Marche et ses bienfaits. Mode d'emploi en douze mouvements*, Paris, Éditions du Dauphin, 2005.

DAMASIO Antonio R., *Spinoza avait raison. Joie et tristesse, le cerveau des émotions*, Paris, Odile Jacob, 2003.

DEBRAY Rosine, *Clinique de l'expression somatique. Psychanalyse des liens psyché-soma*, Genève, Delachaux et Niestlé, 1996.

DOLTO Françoise, *L'Image inconsciente du corps*, Paris, Seuil, 1984.

FOUCAULT Michel, *Naissance de la clinique*, Paris, PUF, 1983.

FREUD Sigmund, BREUER Josef, *Études sur l'hystérie*, Paris, PUF, 1956.

FREUD Sigmund, *Le Délire et les rêves dans la* Gradiva *de W. Jensen*, Paris, Gallimard, 1986.

GENET Jean, *L'Atelier d'Alberto Giacometti*, Paris, Gallimard, 2007.

GIACOMETTI Alberto, *Je ne sais ce que je vois qu'en travaillant*, Caen, L'Échoppe, 1993.

GIACOMETTI Alberto, *Écrits, articles, notes et entretiens*, Paris, Hermann, 2007.

GOLDCHER Alain, NATAF Éric, *Podologie du sport*, Paris, Masson, 2002.

GROS Frédéric, *Marcher, une philosophie*, Paris, Carnets Nord, 2009.

GROS Frédéric, *Petite bibliothèque du marcheur*, Paris, Flammarion, 2011.

GUILLOTEAU Jean-Pierre, *La Marche nordique : techniques et bienfaits*, Paris, Glénat, 2012.

HARDY Christine, SCHIFRINE Laurence, TOMASELLA Saverio, *Habiter son corps : la méthode Alexander*, Paris, Eyrolles, 2006.

JOURDAN Michel, VIGNE Jacques, *Marcher, méditer*, Paris, Albin Michel, 1998.

JUNQUEIRA Luiz Carlo, CARNEIRO Josi, KELLEY R. O., *Histologie*, 9e éd., Paris, Piccin, 2001.

HISLOP Helen, MONTGOMERY Jacqueline, *Le Bilan musculaire de Daniels et Worthingham*, 8e éd., Paris, Masson, 2009.

LAMORY Jean-Marc, *Randonner en plaine et en montagne*, Paris, Libris, 2004.

LAMOURE Christophe, *Petite philosophie du marcheur*, Paris, Milan, 2007.

LORD James, *Un portrait par Giacometti*, Paris, Gallimard, 1991.

LORD James, *Giacometti, biographie*, Paris, Nil, 1997.

NATSUME-DUBÉ Sachiko, *Giacometti et Yanaihara. La catastrophe de novembre 1956*, Caen, L'Échoppe, 2003.

NATSUME-DUBÉ Sachiko, *Je travaille comme une mouche*, Caen, L'Échoppe, 2007.

PEPPIATT Michael, *Dans l'atelier de Giacometti*, Caen, L'Échoppe, 2003.

RAIMBAULT Ginette, ÉLIACHEFF Caroline, *Les Indomptables. Figures de l'anorexie*, Paris, Odile Jacob, 1996.

RAIMBAULT Ginette, *Qui ne voit que la grâce. Entretiens avec Anna Feissel-Leibovici*, Paris, Payot, 2005.

RIZZOLATTI Giacomo, SINIGAGLI Corrado, *Les Neurones miroirs*, Paris, Odile Jacob, 2008.

ROSTAMI Cyrus, BÖS Klaus, *Marcher pour son bien-être. Walking et Nordic Walking*, Paris, Amphora, 2006.

SACKS Oliver, *L'homme qui prenait sa femme pour un chapeau*, Paris, Seuil, 1988.

SCHNEIDER Pierre, *Alberto Giacometti : un pur exercice optique*, Paris, Hazan, 2007.

SEELIG Carl, *Promenades avec Robert Walser*, Paris, Rivages, 1992.

SIBONY Daniel, *Le Corps et sa danse*, Paris, Seuil, 1995.

SOLNIT Rebecca, *L'Art de marcher*, Arles, Actes Sud, 2002.

SYLVESTER DAVID, *En regardant Giacometti*, Marseille, André Dimanche, 2001.

THOREAU Henry David, *Walden ou la vie dans les bois*, Paris, Gallimard, 1990.

VASSE Denis, *La Chair envisagée*, Paris, Seuil, 1988.

VELDMAN Frans, SOLER André, *Dictionnaire de l'haptonomie*, s.l., 2010.

VIEL Éric *et al.*, *La Marche humaine, la course et le saut*, Paris, Masson, 2000.

WALSER Robert, *La Promenade*, Paris, Gallimard, 1987.

WEBER Bernard, VILLENEUVE Philippe, *Posturologie clinique. Comprendre, évaluer, soulager les douleurs*, Paris, Elsevier Masson, 2012.

WIESINGER Véronique, *Giacometti. La figure au défi*, Paris, Gallimard, coll. « Découvertes », 2007.

WINNICOTT Donald W., *Processus de maturation chez l'enfant*, Paris, Payot, 1970.

WINNICOTT Donald W., *L'Enfant et sa famille*, Paris, Payot, coll. « Petite Bibliothèque Payot », 1991.

WINNICOTT Donald W., *Le Bébé et sa mère*, Paris, Payot, 1992.

WINNICOTT Donald W., *Conseils aux parents*, Paris, Payot, 1995.

WINNICOTT Donald W., *La Mère suffisamment bonne*, Paris, Payot, coll. « Petite Bibliothèque Payot », 2006.

Table